IMPRESSIONS ET AVENTURES

D'UN DIABÉTIQUE

A TRAVERS

LA MÉDECINE ET LES MÉDECINS

TRADUIT DE L'ANGLAIS

PAR LE DOCTEUR ***

PARIS

V. AD. DELAHAYE ET Cie, ÉDITEURS

PLACE DE L'ÉCOLE-DE-MÉDECINE

1879

IMPRESSIONS ET AVENTURES

D'UN DIABÉTIQUE

ERRATUM.

Page 52, ligne 22, au lieu de *Pharmaceutical,* lire *Pharmacopœa.*

IMPRESSIONS ET AVENTURES

D'UN DIABÉTIQUE

A TRAVERS

LA MÉDECINE ET LES MÉDECINS

TRADUIT DE L'ANGLAIS

PAR LE DOCTEUR ***

PARIS

V. AD. DELAHAYE ET Cie, ÉDITEURS

PLACE DE L'ÉCOLE-DE-MÉDECINE

1879

IMPRESSIONS ET AVENTURES
D'UN DIABÉTIQUE
A TRAVERS
LA MÉDECINE ET LES MÉDECINS

CHAPITRE PREMIER.

COMMENT JE DÉCOUVRIS QUE J'ÉTAIS DIABÉTIQUE.

Il est d'observation vulgaire que les personnes de notre entourage sont les moins propres à remarquer les changements qui peuvent se produire dans notre état moral ou physique, si ces changements se font lentement et très graduellement. Cela se comprend d'ailleurs très-bien. Aussi, quelque indice vient-il à nous avertir que notre machine a dû subir une certaine altération dans sa manière d'être, ce n'est pas à un ami de tous les jours, cet ami fût-il même médecin, qu'il faut s'adresser pour en avoir le cœur net.

Bien que fort jeune, car j'avais vingt-cinq ans à peine, je sentais depuis quelque temps que je n'avais plus la même ardeur que les années précédentes pour mes plaisirs accoutumés. L'équitation me fatiguait beaucoup les reins; la chasse, pour laquelle j'avais une vraie passion, m'attirait toujours, parce que l'imprévu qu'elle ménage à ceux qui l'aiment et la pratiquent autrement qu'en amateurs, est un stimulant sur lequel on ne se blase pas rapidement. Mais je constatais avec peine que je m'y fatiguais plus vite : on ne me trouvait plus parmi les tireurs les plus avancés, ou du moins mon impétuosité était bientôt calmée. Quand il m'arrivait de ne pas m'écouter et de me forcer au contraire, il venait un moment où la lassitude était telle, que je ne pouvais plus me tenir sur mes jambes et que j'étais littéralement brisé. Comme je ne faisais d'excès d'aucune sorte, je ne comprenais pas qu'à mon âge, avec mes cinq pieds cinq pouces et la constitution presque athlétique dont j'avais hérité et qui était traditionnelle dans ma famille, je fusse sensible à des fatigues qui ne paraissaient nullement toucher des hommes ayant le double de mon âge et de médiocre encolure.

Je remarquai, en outre, que je ne transpirais plus que difficilement, même pendant les fortes chaleurs et tout en faisant assez d'exercice pour être en nage; et, malgré cela, quoique perdant moins d'eau que d'habitude par la transpiration, ma soif avait augmenté dans des proportions insolites, à tel point que si j'avais bu assez de scotch ale ou de stout pour me désaltérer, j'aurais été tout le temps en état d'ébriété complète. Aussi n'avais-je guère recours qu'à l'eau, dont je buvais, du soir au matin, une cruche de grès pouvant contenir à peu près quatre litres, ce qui, avec la boisson du reste de la journée, faisait un total de six litres de liquide environ. Naturellement, j'urinais en proportion; enfin, j'étais devenu un vrai tonneau des Danaïdes.

Une chose qui me frappa beaucoup, parce que je me sentais atteint dans une de mes jouissances les plus intimes, c'est une certaine apathie intellectuelle que rien ne m'expliquait et qui m'empêchait de me livrer avec quelque suite à des travaux d'érudition pour lesquels j'avais antérieurement un goût des plus prononcés. J'avais, en effet, commencé, six ou sept ans auparavant, à Trinity-College, des recherches sur l'occupation romaine dans la Grande-Bretagne, recherches dont les premiers résultats avaient été communiqués à mon ancien professeur d'archéologie à l'université de Cambridge, le révérend Haughton, qui avait bien voulu s'y intéresser et les encourager. Depuis lors, je n'avais cessé, dans toutes mes excursions en Ecosse et en Irlande, de réunir des documents sur cette question si intéressante et je puis dire que j'avais eu la main heureuse. Il y avait quelques mois déjà que je m'occupais de coordonner ces documents et même de rédiger, non pas un travail définitif, mais une espèce de canevas très détaillé, entremêlé de vues d'ensemble à mesure que le sujet le comportait. Eh bien, ce travail que j'avais entrepris avec tant d'entrain, que j'avais poursuivi avec tant de persévérance, avec un goût si vif, qui m'avait fait passer tant d'heures si agréables, auquel, enfin, je devais mes plus douces émotions, ce travail ne m'attirait plus autant, n'avait plus pour moi le même intérêt. J'avais beau m'encourager mentalement, forcer mon attention à se fixer sur mes notes... mon esprit s'appliquait encore, mais il était incapable d'un effort soutenu; involontairement, il tendait à se porter sur des sujets légers, n'exigeant aucune fatigue.

J'avoue que je fus assez contrarié de cet état, non pas que j'eusse une grande inquiétude au sujet de ma santé, mais plutôt par amour-propre d'auteur. Je crus alors qu'un petit voyage, agrémenté d'excursions archéologiques, me remettrait certainement de ce vague malaise physique et moral et que j'en reviendrais tout à fait dispos pour mes plaisirs et mes travaux.

J'allai donc fureter dans certaines parties du Cumberland, que je n'avais qu'assez mal explorées jusque-là; je fis même quelques trouvailles fort curieuses qui, dans d'autres moments, m'auraient ravi et qui me laissèrent, sinon froid, du moins peu enthousiaste.

Que vous dirai-je enfin? Je n'étais plus évidemment le même homme. Ce petit voyage de six semaines ne m'avait amélioré ni physiquement, ni moralement : toujours la même altération, la même fatigue, la même apathie intellectuelle et même virile, car Vénus serait elle-même descendue de l'Olympe, ou de quelque endroit moins problématique, qu'elle ne m'aurait pas plus tenté à ce moment que l'archéologie : c'était, en un mot, un amoindrissement bien réel de mon être physique et moral, et cela à vingt-cinq ans!

Je finis cependant, à la longue, par m'inquiéter de cet état, et il y avait bien de quoi, en vérité. Aussi, tout naturellement, je m'en ouvris d'abord à quelques gentlemen voisins, grands propriétaires comme moi; tous furent unanimes à me répondre : « Comment, avec cette mine-là, vous voulez nous apitoyer sur votre compte! Non, ce n'est pas sérieux, n'est-ce pas?... Enfin, si vous êtes réellement tourmenté, voyez votre médecin; mais il ne nous paraît pas possible que vous soyez vraiment malade. »

Un jour, je fis part de mon état à mon meilleur

ami, le docteur Appleton, qui, après m'avoir tâté le pouls et regardé la langue, se contenta lui aussi de me dire : « Vous, malade? avec cette mine fleurie? pas possible. Vous mangez bien, vous buvez bien, vous digérez bien, vous avez bon teint, qu'est-ce que vous voulez de plus. Allons, allons! tout cela n'est rien : peut-être un reste de de croissance. Surtout, ne vous laissez pas envahir par la mélancolie ! »

Que répondre à cela? Je n'avais pas de fièvre, j'avais bon appétit, j'avais bonne mine, comme ils me le disaient tous à satiété, et je n'avais en réalité mal nulle part : évidemment, je ne pouvais pas être malade, je n'en avais même pas le droit. D'ailleurs, le docteur Appleton, qui me connaissait et me soignait depuis mon enfance, devait le savoir mieux que moi...

Et cependant, j'étais malade, j'avais même une maladie très sérieuse, d'autant plus sérieuse, qu'elle est souvent méconnue et qu'elle mine sourdement l'organisme sans qu'on s'en doute, quelquefois même d'une façon irrémédiable. La manière dont je découvris la nature de mon affection est assez curieuse pour valoir la peine d'être racontée.

J'avais à cette époque, comme chien favori, un épagneul, Bob, aussi gâté que bon chien, et aussi bon chien qu'on peut l'être. Comme la plupart de ses pareils, Bob était fort gourmand ; il faut dire que, s'il avait ce défaut, le seul que je lui connusse, j'y étais bien pour quelque chose : en effet, les morceaux de sucre ne lui manquaient pas et Bob était aussi friand que son maître, grand amateur de sucreries. Après le thé du matin, ainsi qu'après le café à deux heures, il croquait assez régulièrement un ou deux morceaux de sucre. Aussi quelle fête quand je rentrais ! comme il sautait après moi, me léchant les mains, le pan de ma redingote, le bas de mon pantalon et même ma chaussure ! J'étais tellement habitué à toute espèce de manifestations de la part de Bob, que je n'y prêtais nulle attention. Cependant, je remarquai à une certaine époque qu'il ne me caressait presque plus les mains, tandis que sa langue s'acharnait après le bas de mon pantalon et même après ma chaussure.

Dans les circonstances ordinaires, je ne m'en serais pas même aperçu ; mais, à ce moment, je me trouvais plus fatigué, plus mal en train ; peut-être étais-je ainsi plus porté à observer les moindres choses me concernant. Quoi qu'il en soit, cette remarque me frappa, Etonné du goût particulier et persistant que Bob témoignait pour le drap et le cuir de son maître, j'en recherchai la cause et finis par remarquer des taches blanchâtres et luisantes sur les points que Bob léchait avec le plus d'empressement. En essayant de reconnaître la nature de ces taches et de les faire disparaître, je découvris que ce n'était autre chose que du sucre et, de découverte en découverte, j'arrivai à constater que mon urine était très sucrée. J'en fis, en effet, porter immédiatement un échantillon chez le pharmacien chimiste le plus proche, qui le jour même m'envoya une note par laquelle il m'informait que le liquide qu'on lui avait apporté de ma part contenait une quantité considérable de sucre, évaluée à 120 grammes environ par litre.

J'avoue que je fus assez fier d'avoir fait cette découverte, où Bob avait cependant une bonne part, et je n'eus rien de plus pressé que d'aller en informer mon bon docteur Appleton. Je ne savais guère alors la portée de ce fait si important et je ne me doutais pas du rôle qu'il allait jouer dans mon existence.

— Eh bien, docteur, lui dis-je, me voilà transformé en fabrique de sucre, et cela depuis déjà longtemps, selon toute probabilité.

En même temps, je le mettais au courant de la façon dont j'avais fait cette découverte.

— Voilà donc enfin, répondit-il, l'explication de ce dont vous vous plaigniez, et que je mettais sur le compte de la croissance..... ou de votre imagination. Vous avez le diabète, il n'y a plus à s'y tromper ; et maintenant que nous savons à quoi nous en tenir, nous pourrons agir et combattre énergiquement la maladie. Naturellement, il va falloir vous priver de sucre et de farineux. Ce régime, aidé de quelques saignées, aura très probablement raison de votre maladie, à moins qu'elle ne soit déjà bien invétérée, ce qui n'est pas probable.

Je ne sais au juste si mon diabète était réellement invétéré et de mauvaise composition, ou si le traitement adopté par mon respectable ami était bien celui qui convenait le mieux à ce cas ; je croirais cependant volontiers, d'après l'expérience que j'ai acquise dans la suite par moi-même et par les nombreuses conversations que j'ai eues sur ce sujet avec des gens très compétents, que la saignée ne convenait guère, malgré ma vigoureuse constitution, à ce genre de maladie. En effet, après la troisième saignée, mon affaiblissement augmenta dans de telles proportions, que je me refusai énergiquement à en laisser pratiquer une quatrième, jusqu'au moment où j'aurais repris quelques forces. Les autres symptômes avaient d'ailleurs plutôt augmenté que diminué. Mais le docteur Appleton ne devait pas être témoin de l'insuccès complet de son traitement, car une attaque d'apoplexie vint le frapper subitement en voiture, pendant qu'il était en tournée pour ses malades, et l'enleva en deux ou trois jours.

La mort de mon excellent docteur et ami me fit beaucoup de peine : j'avais pour lui une affection profonde que méritaient bien le dévouement avec lequel il avait soigné ma famille depuis une quarantaine d'années et en particulier les soins tout à fait paternels dont il m'avait constamment entouré. Ma confiance en son savoir était absolue : j'avais en effet été tiré, grâce à son habileté et à sa science, de plus d'un mauvais pas (foulures, contusions graves, fièvres éruptives, etc.). Dans la circonstance présente, je ne fus pas étonné outre mesure de voir ses conseils suivis d'insuccès : il m'avait prévenu dès l'abord que le diabète était une maladie fort peu et très mal connue, que c'était le premier cas qu'il rencontrait et qu'il me ferait suivre les traitements indiqués par les auteurs les plus recommandables. Malheureusement, les auteurs dont il voulait parler — lui qui n'avait guère eu le temps de se tenir au courant de la science — dataient de sa jeunesse, et je puis dire, maintenant que je connais un peu la question, qu'on avait depuis fait pas mal de progrès.

Désireux enfin de me soigner aussi sérieusement que possible, je priai les deux autres médecins du district, qui, sur mes instances et vu la rareté du cas, consentirent à s'adjoindre un médecin de grande réputation dans un district voisin, de se réunir pour me donner une consultation. Ces messieurs me firent d'abord subir un interrogatoire très circonstancié, puis m'examinèrent avec le soin le plus minutieux, me palpant, m'auscultant, me retournant enfin sur toutes les coutures. Cela dura bien trois quarts d'heure, ce qui, à un quart d'heure par médecin, n'avait rien d'excessif. Ils se retirèrent ensuite dans une pièce voisine, d'où m'arrivèrent quelques lambeaux de phrases, desquels je pus conclure que mes trois médecins avaient de la peine à se mettre d'accord, soit sur la maladie, soit sur le traitement. Cette discussion dura d'ailleurs assez longtemps; mais, comme, en définitive, il fallait arriver à une solution, mes augures rentrèrent avec un verdict unanime: ils avaient reconnu qu'aucun organe interne ne paraissait atteint, que je ne pouvais être affecté d'aucune autre maladie que celle pour laquelle m'avait déjà traité le docteur Appleton, et enfin ils s'accordèrent pour me conseiller le même régime qu'auparavant, auquel ils ajoutèrent l'usage des préparations de gluten pour remplacer le gruau d'avoine et les pommes de terre, dont je consommais encore trop ; ils me prescrivirent en outre un traitement assez différent, dont la base était un sel d'ammoniaque, je ne me rappelle plus lequel. Enfin ces messieurs me conseillèrent d'être assez sobre d'alcooliques et de viandes noires, de crainte de donner trop de force à la maladie.

Ce nouveau traitement fut suivi, au bout d'une huitaine de jours, d'une amélioration assez manifeste pour me permettre d'espérer que je serais assez promptement débarrassé de ma maladie. Mais mes illusions furent de courte durée : en effet, passé la première quinzaine, mon état resta à peu près stationnaire et je perdis même insensiblement une bonne partie de l'amélioration que j'avais obtenue. Il est vrai que mon estomac ou peut-être mes intestins ne s'accommodaient guère du gluten ; si bien qu'après plusieurs interruptions forcées et reprises je finis par en cesser complètement l'usage.

Je dois dire cependant que, tant que je continuai ce traitement, je ne fus plus tourmenté par ce symptôme si agaçant, la soif, qui me causait des insomnies si pénibles.

Malgré tout, un doute me travaillait : je me demandais si réellement le diabète était la maladie qui m'avait mis et me maintenait dans l'état où j'étais. J'avais fini par maigrir pas mal ; mes forces ne s'étaient guère relevées ; enfin, je n'étais pas du tout satisfait de ma situation. J'avais petit à petit à peu près complètement laissé de côté mes études archéologiques, sans même pour ainsi dire m'en apercevoir; en revanche, je m'étais pris d'une vive curiosité pour ma maladie, à laquelle je pensais presque constamment. Je cherchais tout naturellement à savoir d'abord comment elle m'était venue. Je ne me rappelais pas avoir jamais entendu prononcer dans ma famille, ni ailleurs du reste, le nom de *diabète*, et j'en concluais, peut-être un peu légèrement, que, du moins chez mes père et mère, il ne devait y avoir eu rien de semblable. Je me préoccupais beaucoup de connaître la cause de mon mal, parce qu'il me semblait qu'une fois la cause connue, le reste ne serait qu'un jeu ; qu'en effet, en vertu de l'adage latin : *Sublata causa, tollitur effectus*, une fois la cause supprimée, la maladie ne pouvait persister et je ne doutais pas que la suppression de la cause ne fût infiniment plus facile que sa connaissance.

Ce fut donc surtout pour tâcher d'avoir des éclaircissements sur cette question, et en même temps pour voir s'il n'y avait pas quelque autre traitement à essayer, que je provoquai une nouvelle consultation de mes médecins.

Ma grande situation dans le pays, par ma naissance aussi bien que comme grand propriétaire foncier, me permettait un certain degré de familiarité vis-à-vis de ces messieurs : aussi, à l'inverse de ma première consultation, où j'avais été tout le temps sur la sellette, ce fut au tour des médecins à être interrogés. En réalité, je leur fis subir une espèce d'examen au sujet de ma maladie, et je n'eus pas de peine à comprendre, d'après le vague de leurs réponses, qu'au fond ils n'en savaient pas long sur les causes. Quant au traitement, voyant que la faiblesse était mon symptôme dominant, ils me conseillèrent le quinquina et les amers et m'engagèrent à laisser de côté tout travail intellectuel. Ils ne me reparlèrent plus du régime — soit oubli, soit manque de confiance — et je ne songeai pas moi-même à leur demander s'il y avait quelque chose à modifier de ce côté. Il est probable, dans tous les cas, qu'ils ne devaient pas y attacher grande importance.

Je passai encore un mois dans cet état de malaise, qui n'était pas grave en apparence, mais qui commençait à m'inquiéter par sa persistance. Le quinquina et les amers n'amenèrent aucun changement appréciable dans ma situation ; d'ailleurs, je m'y attendais en quelque sorte, sans trop savoir pourquoi, ou plutôt parce que le vague que j'avais constaté dans les connaissances de mes consultants au sujet de ma maladie ne me donnait qu'une bien médiocre confiance dans l'efficacité de leur traitement. Je n'étais pas plus mal cependant, et si je constatai cela, j'en conclus tout simplement que si ma maladie n'augmentait peut-être pas, elle ne diminuait pas non plus, et comme rien ne m'assurait que ma constitution opposerait une résistance indéfinie, je pensai qu'il était peut-être temps d'aviser.

Convaincu que je ne trouverais pas dans mon district, et pas davantage dans les environs, des lumières suffisantes, c'est-à-dire des gens capables de me bien fixer sur la nature de mon mal et sur les meilleurs remèdes à lui opposer, je pris le grand parti de chercher ailleurs. Naturellement, je pensai tout de suite à Londres et je me persuadai que là seulement je trouverais réponse à tout. Dès que ma détermination d'aller consulter un des grands médecins de la capitale fut arrêtée, je m'étonnai de n'avoir pas eu plus tôt cette idée si simple : j'étais loin, il est vrai, de me douter, au début de mon affection, que l'on avait affaire à quelque chose de sérieux et de mal connu, et contre laquelle toute la science du comté échouerait.

Désireux néanmoins de rester en excellents termes avec des médecins qui en somme avaient fait de leur mieux pour m'être utiles, j'allai les remercier l'un après l'autre de leurs bons soins et leur annonçai que, autant pour mes affaires que pour me distraire, j'avais l'intention d'aller passer quelque temps à Londres et que je profiterais probablement de mon séjour pour consulter quelque sommité médicale. Là-dessus chacun d'eux m'indiqua un nom différent de grand praticien, sous les auspices duquel il avait fait l'apprentissage de son art. Je notai avec soin ces indications, tout en me demandant, à part moi, à laquelle de ces célébrités je m'adresserais de préférence. Je les consulterai, me dis-je, tour à tour, en procédant par ordre alphabétique : si le traitement du premier ne me réussit pas, je passerai au numéro 2 et puis enfin au numéro 3, toujours par ordre alphabétique.

Mais je songeai aussitôt que je pourrais bien faire à Londres ce que j'avais fait dans mon district : réunir les trois célébrités dans une consultation solennelle.

Après avoir fait toutes ces réflexions, fort satisfait de la façon dont j'avais arrangé les choses, je me mis à mes préparatifs de départ avec une activité et un entrain dont j'avais depuis longtemps perdu l'habitude et dont je ne me serais même plus cru capable.

CHAPITRE II.

APPRENTISSAGE DU DIABÈTE ET DE LA VIE.

J'ai rarement fait un voyage avec autant de plaisir que celui-là. D'abord j'éprouvais, depuis déjà quelque temps, le besoin impérieux de changer d'air, de milieu, d'habitudes, de voir de l'animation autour de moi, le va-et-vient de la foule, de me distraire, et au besoin de m'étourdir afin de ne pas trop penser à moi-même. Je me disais aussi que je ne manquerais probablement pas de trouver à Londres des médecins plus familiers avec ma maladie que ceux qui m'avaient soigné jusque-là. Enfin, j'allais avoir le plaisir de visiter en détail notre capitale, que je n'avais — je puis dire — qu'entrevue dans les deux courtes excursions que j'y avais faites pendant les vacances, six à huit ans auparavant. Toutes ces circonstances réunies faisaient que ce voyage de seize heures, très fatigant d'habitude, me faisait l'effet d'une simple promenade.

A la station d'York, j'eus la bonne fortune de

voir entrer dans mon compartiment un de mes meilleurs camarades de Trinity-College, sir Edouard Aveling, qui, possesseur d'une immense fortune, consacrait une bonne partie de ses revenus à patronner une foule d'institutions artistiques, libérales ou de bienfaisance. Ainsi, il faisait partie du conseil d'administration de plusieurs sociétés importantes: l'Association pour l'amélioration des Workhouses, pour les Enfants assistés, pour les Filles mères, pour l'Education des apprentis, etc.

Après m'avoir mis au courant de sa situation présente, il voulut savoir ce que j'étais devenu depuis ma sortie de Cambridge.

— Une chose m'a considérablement étonné, sir Archibald, me dit-il, c'est que je n'aie jamais eu indirectement de vos nouvelles par l'intermédiaire de quelqu'une de nos grandes revues, où je m'attendais à voir un jour ou l'autre paraître sous votre nom quelque travail important d'histoire ou d'archéologie. Mais j'ai eu beau me tenir au courant de l'*Edinburgh Review*, de la *Westminster* de la *Nineteent Century*, de l'*Athenæum* et autres, jamais votre nom n'est venu frapper mes yeux. Mais, j'y songe, auriez-vous pris par hasard un pseudonyme? Ce genre de travaux peut cependant s'avouer au grand jour. Je croirais plutôt que vous vous êtes laissé absorber par le soin de vos propriétés.

— Pas autant que vous le croyez, sir Edouard.

— Mais où serait le mal ? Avec les progrès incessants de l'agriculture, quand on a de grandes propriétés, il y a là de quoi absorber largement toute l'activité d'un homme de notre âge, et même l'absorber très dignement.

— Sans doute, je m'occupe beaucoup de mes fermages ; j'étudie ce qui se rapporte à notre genre de cultures, et me rends compte par moi-même de tous les essais tentés dans mes propriétés : je trouve, comme vous, que, en dehors même du côté pratique qui doit être nécessairement le résultat toujours en vue, ces questions ont assez d'intérêt pour captiver les plus sérieuses intelligences. Mais, ne croyez pas que j'aie pour cela abandonné mes études favorites.

— Alors c'est un culte platonique que vous leur avez voué, car enfin voilà huit ans que nous nous sommes quittés, vous, chargé de lauriers académiques, moi, chargé de rien du tout, et depuis...

— Eh bien ! depuis, j'ai continué à m'adonner à mon goût pour les études historiques et archéologiques : j'ai fait de nombreuses recherches sur des points très-peu connus de notre histoire, et j'ai eu la chance de trouver là-dessus des documents fort intéressants. Enfin, je commençais à coordonner tout cela, à en faire quelque chose, lorsque par malheur j'ai été pris d'une maladie très-rare, paraît-il, puisque les trois médecins que j'ai déjà consultés à ce sujet n'en avaient pas encore observé un seul cas.

— Il me semble en effet que vous avez plutôt maigri et, bien que vous ayez toujours fort bonne mine, vous paraissez plus que votre âge. Mais enfin quelle est donc cette maladie si rare?

— Ces messieurs ont été d'accord pour déclarer que j'avais le diabète.

— Je crois en effet que cette maladie n'est pas commune, sans cependant être aussi rare que vous pourriez le croire; c'est du moins ce que j'ai entendu dire à mon ami le docteur P..., de Londres, qui s'en est occupé d'une façon toute spéciale et qui a même, je crois, publié un ouvrage là-dessus.

— Rare ou non, peu m'importe, sir Edouard : ce que j'ai constaté de certain, c'est que c'est un mal assez bizarre et qui, avec des apparences relativement bénignes, m'a tout l'air de miner lentement l'organisme. Je commence même à croire que, si je n'étais par tous les moyens décidé à y mettre bon ordre, il ne tarderait peut-être pas à me jouer quelque mauvais tour.

— Avec une constitution comme la vôtre? Cela

ne me paraît guère possible. Vous me faites l'effet de présenter une force de résistance peu commune.

— Oui, oui, mon cher ami, tout le monde m'a dit cela, et les médecins comme les autres ; cela n'empêche pas que me voilà maigri considérablement, affaissé, moralement aussi bien que physiquement ; en un mot, je me sens entamé. Aujourd'hui, je vous fais peut-être illusion parce que le plaisir du voyage et de votre rencontre m'ont un peu remonté ; mais je suis convaincu que demain, quand je vais me retrouver seul avec mes idées noires, et la fatigue de la route en plus, je ne serai pas très-brillant ; je vais retomber nécessairement dans mon état habituel.

— C'est ce qu'il faut empêcher à tout prix. Et, puisque j'ai eu la bonne fortune de rencontrer un de mes meilleurs camarades de collège, c'est bien le moins que je tâche de lui être de quelque utilité. Vous savez, maintenant je ne vous quitte plus que je ne vous aie vu en bonne voie d'amélioration.

— Mais, mon cher ami, je ne puis cependant disposer de vous et de votre temps, que réclament des affaires plus sérieuses.

— Qu'y a-t-il de plus sérieux que l'existence d'un ami?... et puis, ne vous ai-je pas dit que j'avais voué ma fortune et mon activité aux œuvres de bienfaisance? Eh bien, c'est une des mille formes de la bienfaisance que ce que je fais là. Du reste, ne vous méprenez pas sur ce que j'ai l'intention de faire pour vous : cela se réduit à vous chercher une installation agréable, ce qui est la chose la plus simple du monde pour moi qui connais Londres comme vous connaissez Learmouth, et à vous remettre entre les mains d'un médecin intelligent qui connaisse très bien votre maladie. Vous voyez que ce n'est pas la peine d'en parler.

— J'accepte pour mon installation, car j'aurais quelque peine à me reconnaître dans une ville telle que Londres; mais pour le médecin, je vous avouerai que je ne suis nullement embarrassé, car les trois docteurs que j'ai déjà consultés m'ont chacun indiqué un confrère très-capable, du moins à ce qu'ils m'ont assuré.

— Mais vous allez être fort embarrassé, au contraire, pour savoir lequel des trois vous irez trouver. Laissez-moi donc vous confier à celui dont je vous ai parlé et de la compétence spéciale duquel je suis absolument certain.

— Adopté, sir Edouard ; je me mets entièrement sous votre tutelle...

— Mais je vous laisse le droit d'émancipation.

Huit jours plus tard, grâce à l'obligeance si amicale de sir Edouard Aveling, j'étais très confortablement installé dans une jolie petite habitation donnant sur Saint-James Park, et j'étais entré en relation avec le docteur P***, qui dès l'abord m'avait témoigné beaucoup d'intérêt et n'avait pas tardé à me remonter vivement le moral.

Au bout de très peu de temps, j'arrivai à être avec le docteur P*** sur le pied d'une vraie intimité. J'allais le trouver tantôt chez lui, tantôt à son hôpital, et, après l'avoir mis au courant de mon état, nous arrivions à causer de tout autre chose; mais il était bien rare qu'à un moment ou l'autre la conversation ne finît pas par être ramenée sur la question du diabète.

— Mais enfin, lui dis-je un jour, qu'est-ce que c'est donc que cette maladie? où siége-t-elle? Je sais qu'une fluxion de poitrine s'attaque au poumon, une gastrite à l'estomac, qu'une jaunisse provient du foie et de la bile; mais le diabète, quel est donc son organe?

— Eh bien, jugez si c'est une maladie étonnante, puisque, pareille à Homère, que toutes les villes de la Grèce s'enorgueillissaient d'avoir vu naître, chacun des principaux organes du corps prétend aussi être son siège anatomique. Tel médecin place son siège dans l'estomac, tel autre dans le foie, un troisième dans le pancréas, dans le poumon, dans les reins, dans le cerveau; que sais-je enfin?

— Ils n'ont pas tous raison cependant, je suppose.

— Non, mais personne n'a absolument tort. Cela peut vous étonner sans doute, mais c'est ainsi. En effet, chacun est à même d'appuyer son opinion par des faits à peu près aussi probants que ceux invoqués par son contradicteur, de telle sorte que...

— Mais vous, docteur, quelle est votre opinion? Ce doit être la bonne.

— Vous me flattez ; malheureusement cela ne fait pas que mon opinion soit meilleure. Pour moi donc, le diabète est une maladie du système nerveux.

— Je m'en doutais un peu, car ce changement survenu dans mon caractère, cette irritabilité, cette mobilité d'esprit, cette apathie physique et morale, cet affaiblissement des désirs sensuels, cette fatigue du corps et de l'intelligence que provoque la moindre dépense d'énergie ou d'attention, une certaine atténuation de la mémoire, tout cela, et probablement bien d'autres symptômes que j'oublie ou que je n'ai pas encore constatés sur moi, me montrent bien, ce me semble, que c'est surtout mon système nerveux qui est atteint, et peut-être même plus profondément que je ne m'en doute.

— Ne vous exagérez cependant pas cette atteinte.

— Vous me dites cela pour me consoler, docteur; mais cette atteinte est irrémédiable.

— Puisque vous croyez que mon devoir est de vous consoler, je crois qu'il est encore plus de mon devoir de vous convaincre. Eh bien, je vous dis et je vous déclare très sérieusement que ce n'est là qu'une hypothèse, attendu que rien ne prouve absolument que le système nerveux soit le siège de la maladie en question : il y a des probabilités, mais c'est tout.

— Mais ces probabilités, sur quoi sont-elles basées?

— D'abord sur tous ces symptômes que vous énumériez tout à l'heure, et puis sur un fait d'expérience qui a naguère surpris tout le monde savant et qui consiste en ceci : qu'on peut rendre diabétiques à volonté des animaux tels que le lapin, le chien, la grenouille, et d'autres encore, en leur piquant un point du système nerveux situé à la jonction du cerveau avec la moelle épinière.

— Comment! une simple piqûre en ce point, et les voilà atteints de la même maladie que moi?

— Entendons-nous, mon cher élève, puisqu'en ce moment c'est une leçon de médecine que j'ai tout l'air de vous donner : quand je dis qu'on rend ces animaux diabétiques, c'est un peu par abus de langage; on leur fait rendre du sucre par les urines, mais c'est purement accidentel : cela dure une demi-heure, une heure, quelques heures au plus, et puis tout rentre dans l'ordre, ou bien l'animal périt. Rassurez-vous cependant, ce n'est pas de son diabète passager qu'il meurt, mais de l'opération, qui, mal pratiquée, peut produire des désordres très graves. Rien n'est d'ailleurs plus facile que de vous rendre témoin de l'expérience, pour peu qu'elle vous intéresse.

— Je le crois bien, qu'elle m'intéresse!

— Eh bien, venez demain matin à mon laboratoire et je vous montrerai tout cela. Toutefois, mettez-vous bien dès maintenant dans la tête que je ne donnerai pas à ces animaux une maladie pareille à celle que vous avez : ils auront le symptôme le plus important de la maladie, mais non la maladie même.

— Si cependant, docteur, vous pouviez arriver à faire persister ce symptôme beaucoup plus longtemps, ne finiriez-vous pas par leur faire avoir la maladie elle-même?

— Ma foi, ceci est une des questions les plus controversées et je vous avouerai que je ne me charge pas de la résoudre.

— Voyons : y a-t-il des maladies qui soient les

mêmes, ou à peu près, chez les animaux que chez l'homme?

— Il y en a évidemment, mais il y en a peu.

— Dès lors, pourquoi celle-là ne pourrait-elle pas atteindre les animaux?

— Rien ne s'y oppose absolument, mais jusqu'à présent on ne connaît pas de cas bien authentique.

— Peut-être parce qu'on n'a pu faire agir assez longtemps la cause qui la provoque.

— Peut-être aussi parce qu'il n'y a pas dans leur organisme des conditions favorables; mais je conviens que c'est là une pure hypothèse. Quoi qu'il en soit, je vous rendrai témoin demain des expériences dont je vous ai parlé et vous en tirerez les conclusions que vous voudrez.

Le lendemain matin, j'allai prendre le docteur chez lui et nous nous rendîmes à son laboratoire de l'hôpital.

Là, il saisit un superbe lapin dont il me fit tenir les quatre pattes, et après lui avoir, de la main gauche, solidement fixé la tête, il lui enfonça une tige de fer très pointue à un ou deux centimètres de profondeur derrière la tête, à égale distance des deux oreilles; puis il retira doucement l'instrument. L'animal parut tout d'abord étourdi par cet accident, auquel il ne s'attendait sans doute pas; mais il ne tarda pas à reprendre ses sens. Une demi-heure après, le docteur me montra par l'analyse chimique comparée que cet intéressant quadrupède était devenu mon confrère en diabète.

— Vous voyez, sir Archibald, que nous ne sommes pas aussi barbares qu'on veut bien le dire. Voilà l'animal qui se remet peu à peu, et tout à l'heure il savourera ses choux et ses carottes avec autant de plaisir qu'auparavant. Le pire qui pouvait lui arriver, c'est que, l'opération étant mal pratiquée — et quelquefois c'est par suite de son indocilité — il n'y survécût pas longtemps, et dans ce cas on en aurait fait une gibelotte un peu plus tôt que sa destinée ne semblait le lui promettre. Nous aurions pu obtenir le même résultat en lui donnant un ou plusieurs coups de marteau derrière la tête; mais il me semble que c'est plus brutal que l'autre procédé, et puis cela réussit moins bien.

— Mais, s'il suffit d'un coup violent sur l'occiput pour rendre un animal diabétique, puisque nous sommes jusqu'à un certain point tributaires des mêmes influences pathologiques, cela pourrait m'expliquer l'origine de ma maladie. En effet, je me souviens d'avoir fait, vers l'âge de quinze ans, une chute de cheval à la suite de laquelle je suis même resté quelques heures sans connaissance; je suis tombé en arrière, et mon occiput a violemment donné contre un pavé. Ne croyez-vous pas que cet accident ait pu être la cause de ma maladie?

— Ce n'est pas impossible; mais je vous dirai que, quand des accidents de ce genre produisent le diabète, c'est généralement un diabète assez passager, qui guérit en quelque sorte tout seul, en même temps que le coup qui lui a donné naissance. Il suffit cependant d'une prédisposition pour que ce diabète devienne chronique comme le vôtre.

— Et cette prédisposition, qu'est-ce qui la donne?

— L'hérédité, par exemple.

— Je n'ai jamais entendu dire que mon père ait rien eu de semblable; je ne puis pas assurer qu'il n'ait pas eu le diabète, mais il l'aurait eu alors à son insu. En fait de maladie bien authentique, je ne lui ai connu que la goutte, qui le faisait d'ailleurs cruellement souffrir par moments.

— En voilà bien assez pour créer la prédisposition. Votre père était goutteux : peut-être le serez-vous un jour à votre tour; en attendant, c'est une excellente raison pour que vous soyez diabétique.

Toutes ces choses, nouvelles pour moi, l'hérédité, la goutte, le lapin diabétique, éveillaient au plus haut point ma curiosité et me faisaient vivement désirer d'en savoir plus long afin de pouvoir discuter et surveiller ma situation avec un peu de compétence. Aussi pendant quelque temps je ne pensai plus du tout à chercher si ma maladie augmentait ou diminuait, tant j'étais absorbé par l'idée d'apprendre tout ce qui s'y rapportait. Le docteur m'avait, il est vrai, donné un régime à suivre, régime assez rigoureux même; mais, ma cuisinière m'ayant déclaré net qu'il n'y avait pas moyen de le suivre scrupuleusement, que la cuisine devenait impossible dans ces conditions, je m'étais contenté de modérer ma passion pour les pommes de terre et les gâteaux d'avoine, je mettais moins de sucre dans mon thé à déjeuner, et, à dîner, au lieu de deux pintes de Scotch ale, ce qui était ma ration habituelle, je n'en buvais plus qu'une et je remplaçais l'autre par une demi-bouteille de claret. Quant aux médicaments, je n'avais à prendre que deux paquets de bicarbonate de soude, chacun dans un demi-verre d'eau, et cela m'avait paru assez compatible avec mes habitudes.

Donc, sans me préoccuper davantage de mon régime et de mon traitement, j'essayai de me plonger dans la science. Je me munis de quelques livres de physiologie, ceux où il y avait le plus d'illustrations, et j'essayai de comprendre le mécanisme du système nerveux et de m'initier aux mystères de la digestion. Au moment même où je lisais, tout me paraissait très simple et j'étais persuadé que je m'assimilais très bien toutes ces notions. En même temps, je lisais quelques ouvrages sur le diabète, et je croyais là aussi tout saisir parfaitement. Je m'aperçus malheureusement que, au fur et à mesure que j'apprenais quelque chose de nouveau, mes acquisitions de la veille s'évanouissaient; en un mot, je désapprenais en même temps que j'apprenais. J'avais naguère comparé mon corps au célèbre tonneau des Danaïdes : c'était plutôt ma mémoire qu'il fallait en réalité lui comparer. Je ne réfléchis pas sur le moment que la cause de cette défaillance de ma mémoire tenait tout simplement à mon défaut d'éducation scientifique, à l'absence de notions fondamentales d'anatomie et de physiologie pratiques, plutôt encore qu'à un affaiblissement de mes facultés : je mis tout cela sur le compte de mon diabète, qui d'ailleurs n'en était pas tout à fait innocent, et, avec la mobilité et l'insouciance de mon âge, je m'empressai de laisser de côté toutes ces études superficielles qui n'aboutissaient à rien, si ce n'est à me troubler davantage. Du reste, je n'étais guère, pour l'instant, en disposition de faire des études scientifiques.

Entré depuis peu de temps au Wales-Club, je n'avais pas tardé à y renouveler connaissance avec d'anciens condisciples de Cambridge ayant tous déjà, ou en train de se faire, une belle position dans le monde politique, militaire, ou de la haute administration, ce qui ne les empêchait nullement de mener joyeuse vie en dehors des heures consacrées à leurs occupations obligées. Un peu par entraînement, un peu par curiosité, je me lançai dans cette existence de plaisirs toute nouvelle pour moi qui n'étais pour ainsi dire pas sorti de mon comté.

Un matin où je rentrais chez moi, après une nuit passée à jouer et à boire, je rencontrai dans Albemarle street le docteur P***, qui, voyant mon air fatigué, pâle et défait, ne put s'empêcher de m'adresser quelques aimables reproches.

— Mon cher ami, si vous continuez à mener cette vie-là, vous allez me perdre de réputation.

— C'est une plaisanterie, je suppose, docteur : c'est moi qui vais me perdre de réputation, voulez-vous dire.

— Pas du tout, je ne me suis pas trompé : c'est moi qui vais baisser dans l'estime de mes confrères et de ceux qui vous connaissent. En voyant votre santé s'en aller, comme tout le monde sait que je suis votre médecin, que j'ai toute votre confiance et que vous êtes incapable d'aller demander des conseils à d'autres, on ne manquera pas de dire que je vous soigne mal, que je n'entends rien à votre maladie, moi qui en ai fait une étude toute particulière. Vous voyez, mon cher client, c'est très humiliant.

— Mais, docteur, pourquoi vous croirait-on à ce point responsable de l'état de ma santé, et pourquoi n'attribuerait-on pas ma mauvaise mine à ses véritables causes, la vie surmenée que j'ai, et la négligence notoire avec laquelle je traite vos sages prescriptions ?

— D'abord, mon cher ami, parce que vous sauvez assez bien les apparences ; parce que personne, sauf vos amis du Wales-Club, n'est au courant de vos faits et gestes ; et enfin parce que pour le public un malade est toujours censé suivre ponctuellement les conseils et les traitements qu'on lui donne.

— Eh bien, docteur, grondez-moi bien fort ; ensuite ne me gardez pas rancune pour le peu de cas apparent que je fais de vos conseils, et veuillez continuer à m'en donner.

— A quoi bon, si vous ne pouvez pas les suivre?

— Peut-être qu'avec un peu plus de fermeté...

— Eh bien, vous ne ferez pas mal d'appeler à votre aide tout ce qui peut vous rester de fermeté dans le caractère, si vous ne voulez pas achever de ruiner votre constitution, ce qui ne sera pas long, étant donné les deux choses qui vous minent, votre maladie d'une part, de l'autre la vie que vous menez. Pour le moment, je n'ai pas d'autre conseil à vous donner que de quitter Londres au plus tôt et d'aller vous mettre au vert pendant quelque temps dans vos fermes. Aussi bien, voilà la saison finie, ou à peu près ; d'ici à deux ou trois semaines, les trois quarts de vos amis seront dispersés à droite et à gauche.

— Vous avez toujours et mille fois raison, excellent docteur ; il y a longtemps que j'aurais dû faire ce que vous venez de me dire.

— Pas de réflexions, je vous prie, ou vous êtes perdu. Rentrez vite et dites à James de faire vos préparatifs de départ et, pas plus tard qu'aujourd'hui, prenez le chemin de fer.

— Vous pouvez y compter, docteur, comme si c'était déjà fait : aujourd'hui même je vais m'éloigner de cette ville corruptrice, cette ville qui...

— Encore des phrases ? méfiez-vous alors de vos résolutions.

— Non, non, docteur, c'est bien un adieu que j'adresse. A bientôt de mes nouvelles.

Environ cinq à six semaines plus tard, le docteur P*** recevait, contre son attente, la lettre suivante :

Learmouth, 25 septembre.

Cher docteur,

Combien je suis aise d'avoir abandonné Londres et le Wales-Club, et tout ce qui s'ensuit ! Je crois vraiment que vous n'exagériez pas en me faisant entrevoir à brève échéance une aggravation telle de mon état que je ne m'en serais peut-être jamais relevé. Heureusement pour moi, je vous ai rencontré fort à propos, car je n'aurais pas osé aller vous demander encore des conseils que j'avais si peu écoutés jusque-là.

Maintenant je puis me dire sauvé, car je ne me rappelle pas m'être senti aussi bien, au moins depuis longtemps. Il n'y avait pas huit jours que j'étais ici, que déjà la transformation commençait à s'opérer; et tout cela sans traitement ou à peu près, car je considère comme peu importante la demi-bouteille d'eau de Vichy que je prends tous les jours. Mais aussi, quelle différence avec le genre de vie que je menais naguère! Je me lève au plus tard à l'heure où je me couchais, souvent même plus tôt, et mon coucher suit de près l'heure « où l'astre du jour plonge dans la mer d'Irlande », comme dit Wordsworth. Je chasse le renard avec rage, je cours d'une ferme à l'autre, je tâche de me rendre compte par mes yeux des nouveaux procédés de culture; je visite les écoles, les écuries d'entraînement qui sont à ma portée, les usines, etc.; enfin, je suis d'une activité qui m'étonne, moi qui me croyais essentiellement homme d'étude. Sans cette maladie, il est infiniment probable qu'à l'heure où je vous écris je continuerais à élaborer mon grand travail sur l'occupation romaine dans le Northumberland. Il y a eu un moment, dans les premiers temps de ma maladie, où je n'avais plus de goût à rien, pas plus à l'étude qu'au mouvement. Aujourd'hui je sens que je me remettrais avec plaisir au travail intellectuel; mais je n'en éprouve nullement le besoin, ou plutôt je n'y pense pas, tant l'activité que je dépense me laisse peu d'instants pour réfléchir et peu de loisirs.

Inutile de vous dire, cher docteur, que mon estomac s'accommode on ne peut mieux de cette nouvelle existence : j'ai un appétit incroyable et je digère comme un campagnard. J'engloutis des quantités de viande qui m'étonnent;

j'ai à peu près complètement supprimé les pommes de terre, et quant au pain, je m'en suis fait faire un à mon idée, qui ne peut pas m'être bien nuisible, je suppose, et dont je consomme d'ailleurs à peine un quart de livre par jour : il est composé par parties égales de son, de farine de seigle et de farine d'avoine, très cuit et très long, par conséquent à peu près sans mie. Pour le reste, je suis très raisonnable : plus de sucre du tout, plus de légumes sucrés ou farineux, pas mal de choux avec beaucoup de lard, peu de fruits, et je choisis les plus acides; aucune espèce de pâtisserie. En fait de boisson, très peu d'ale; surtout du sherry et du claret, et du lait matin et soir. De temps en temps, quelques écarts forcés de régime dans les visites que je fais à mes voisins, qui naturellement ne manquent pas de me plaisanter sur mes restrictions culinaires; mais je fais mon possible pour les éviter, ou tout au moins je ne recherche pas ces occasions.

Voilà ma vie, docteur, et voilà mon régime, ce dernier moins rigoureux que l'autre sans doute, mais suffisant, je pense, pour me maintenir en bon état jusqu'au jour où j'aurai le plaisir de vous revoir et de me remettre entre vos savantes mains, mais cette fois avec la ferme résolution d'être plus docile.

C'est dans cet espoir, cher et excellent docteur, que je vous serre bien affectueusement la main, en vous priant de me croire toujours votre bien dévoué et reconnaissant

SIR ARCH. HEARTSTONE.

Je ne rentrai à Londres qu'au milieu de février, juste à temps pour assister à l'ouverture annuelle de l'Opéra italien à Covent-Garden.

Ma première visite fut naturellement pour le docteur P***, qui, après un examen minutieux, me déclara que j'étais dans un état très satisfaisant. Je fus presque désappointé par son appréciation, que je m'attendais à trouver plus enthousiaste. J'étais dans un tel état de bien-être que je me croyais littéralement guéri. Il paraît cependant que, tout compte fait et après expertise chimique, je n'étais nullement guéri, mais seulement amélioré d'une façon très notable.

Toutefois, cette restriction apportée à mon optimisme ne fit guère d'impression sur moi ; je me sentais si bien, que je me dis en moi-même : « Le docteur ne veut pas reconnaître ma guérison très probablement parce qu'il craint que je ne me départe de ma sagesse, que je ne néglige mon régime, que je n'aie trop confiance dans ma bonne constitution ; mais en somme je sais bien comment je suis, surtout quand je me compare à ce que j'étais il y a cinq mois. »

J'avais évidemment raison en ce sens que mon amélioration était des plus manifestes ; mais le docteur avait encore plus et doublement raison en m'engageant à ne pas me considérer comme guéri : d'abord, il avait pour lui les faits, le résultat des dernières analyses ; et puis, il avait aussi sa grande habitude des malades en général, et de cette maladie en particulier. Je ne tardai pas d'ailleurs à constater que j'avais eu tort de me croire guéri, car cette confiance excessive en ma santé fut en partie cause que je retombai aussi bas qu'auparavant.

Le soir de la réouverture de Covent-Garden, je rencontrai à la sortie du théâtre un de mes meilleurs amis en nombreuse compagnie....., et, depuis ce soir-là, je n'osai plus compter, tant elles furent fréquentes, mes nombreuses infractions aux règles les plus élémentaires de la sagesse et de l'hygiène.

Au bout d'un mois de cette existence impossible je me sentis tellement hors d'état de continuer, que je fus même obligé de garder le lit pendant une huitaine de jours : j'étais arrivé à un degré d'anéantissement si prononcé, que cette fois je me crus positivement perdu. Je pensai que ma maladie avait dû s'aggraver au dernier point et probablement d'une façon irrémédiable. J'étais vraiment honteux de me montrer au docteur dans la déplorable situation que j'avais moi-même amenée. Mais j'avais autant confiance en lui que peu envie de disparaître si prématurément de la surface de Londres ; aussi le priai-je de venir me voir.

Il ne parut nullement étonné de me trouver dans l'état où j'étais, car il avait entendu parler de mes équipées. Il m'examina avec son soin habituel et constata, à ma grande satisfaction, que mon diabète n'avait pas augmenté en proportion de mon mauvais état général : seulement ma maladie s'était compliquée d'une anémie des plus prononcées, au point qu'elle constituait un danger sérieux.

— Eh bien, docteur, lui dis-je, espérez-vous me tirer encore de ce mauvais pas ?

— De même qu'il y a à tout péché miséricorde, il y a aussi à tout mal un remède. Actuellement, ce qu'il y aurait de mieux pour vous, ce serait de recommencer ce que vous avez fait il y a cinq mois : avoir le courage, ou plutôt le bon sens de quitter Londres et d'aller goûter de nouveau le lait de vos fermes.

— Cela m'a déjà si bien réussi, docteur, que je n'hésiterais pas, vous pensez bien, un instant à recommencer l'expérience. Malheureusement, ce n'est plus aussi aisé aujourd'hui qu'en septembre dernier. D'abord, à cette époque, je n'étais pas aussi bas que maintenant ; j'étais très fatigué, surmené, tout ce que vous voudrez ; mais je n'avais pas été réduit à garder le lit. Actuellement, il me serait impossible de rester une heure sur mes jambes.

— Mais je ne vous condamne pas à prendre le train aujourd'hui-même,

— Sans doute ; mais admettons, ce que je souhaite bien vivement, que, grâce à votre science consommée et à votre dévouement inaltérable, je sois en état d'aller et de venir plus promptement que je ne l'espère, que voulez-vous que j'aille faire au mois de mars dans le Northumberland? Il n'y a pas moyen de chasser dans cette saison ; et d'ailleurs la saison s'y prêterait-elle, je n'en aurais probablement pas la force. Quoi qu'il en soit, voilà la situation : pas de chasse et pas de voisins, car il ne reste à peu près plus personne dans les châteaux, à l'heure qu'il est ; partant, pas de distraction possible.

— Eh bien, et les cultures ? vous ne vous en occupez donc plus ?

— Je ne les oublie certainement pas quand je suis là bas, mais cela n'est qu'un accessoire pour moi et ne peut fournir matière à remplir deux, trois, dix, vingt journées. D'abord, je n'ai pas une exploitation assez vaste; et puis enfin, docteur, je sens que cela ne peut pas réussir en ce moment. Point de chasse, point de Learmouth ; je ne sors pas de là. Il faut que vous me trouviez autre chose, car vous ne pouvez pas me laisser mourir, parce que je recule devant un exil dans le Northumberland, exil qui, je vous l'assure, serait absolument sans profit.

— C'est bien ! c'est bien ! Vous savez, mon cher ami, que je ne suis pas un entêté. Par conséquent, je n'insiste plus. Puisque vous ne pouvez pas aller vous refaire en redevenant pour deux ou trois mois gentilhomme-fermier, il faudra bien vous trouver autre chose. J'y réfléchirai. Je vais commencer d'abord par vous remettre sur pied, si je peux. Pour l'instant, ne songez qu'à bien suivre mon traitement, qui est d'ailleurs des plus simples : ferrugineux, quinquina et régime très tonique. J'y ajoute de fortes remontrances, parce qu'il faut bien songer un peu au moral et à la morale. Voilà donc pour aujourd'hui ; plus tard...

— L'important pour moi, docteur, c'est qu'il y ait un « plus tard », et avec vous j'ai confiance qu'il y en aura un.

— Peut-être, et pourvu que vous n'y mettiez pas obstacle.

J'avais vu le danger assez réel pour me résigner à faire tout ce que voulait le docteur, et j'en fus récompensé, car le « plus tard » ne tarda pas à luire pour moi et je le rappelai au docteur en lui demandant s'il avait eu le temps de réfléchir à ce qu'il allait faire de moi.

— Puisque le fer et le quinquina, répondit-il, vous réussissent on ne peut mieux et que vous vous sentez assez fort pour aller et venir librement, faites un petit voyage : allez, par exemple, faire un tour dans le pays de Galles ; allez voir, ou revoir, Dolgelly, Caërnarvon, et ce charmant petit endroit, Bettwsy-y-Coed, et Bangor, et le lac Llyn Odwat, etc., etc. Si vous vous y plaisez, installez-vous-y et passez-y tout l'été ; sinon, si vous préférez le séjour d'une plage animée, eh bien, je vous laisse l'embarras du choix.

— Ainsi, vous ne me faites sortir de prison que pour me condamner à une vie errante.

— Je vous conseille de vous plaindre... Mais d'abord, mon but n'est pas de vous surmener par des excursions qui vous mettraient peut-être rapidement à bout. Je voudrais simplement vous envoyer à la recherche d'une installation agréable, loin, bien loin de Londres, pour tout l'été, dans des conditions de salubrité parfaite et dans un pays qui pourrait vous offrir quelques ressources pour vos recherches archéologiques. Vous voyez que je m'efforce de tout concilier.

— Je vois surtout, docteur, que vous avez autant souci de ma santé morale que de ma santé physique, ce qui est bien délicat de votre part...

— Ce qui est le seul moyen d'être un médecin tout à fait digne d'exercer sa profession. Maintenant, comme vous m'avez habitué à une grande docilité, du moins quant au premier mouvement, je compte bien qu'après-demain vous serez en route.

— Par où dois-je prendre? par Bristol ou par Chester?

— Il serait plus rationnel de commencer par la

partie méridionale, de manière à réserver Bangor pour une de vos dernières étapes.

— C'est entendu, docteur; bien que je ne sois pas fou des voyages, après-demain je serai à Bristol, et le jour suivant à Swansea. Vous aurez d'ailleurs bientôt de mes nouvelles.

Learmouth, 10 septembre.

CHER DOCTEUR,

Quatre mois sans vous voir, six mois sans vous donner de mes nouvelles! C'est de l'ingratitude, je le confesse, l'ingratitude la plus noire; et sans excuse, ajouterez-vous. Permettez-moi pourtant de plaider les circonstances atténuantes.

Je vous dirai d'abord qu'il m'est impossible d'écrire en voyage : j'ai les chambres d'hôtel en horreur; j'y passe le moins de temps possible, juste le temps consacré au sommeil; par conséquent pas moyen de trouver un quart d'heure de confortable pour noircir une page ou deux de cream laid.

Vous m'aviez engagé à m'installer quelque part pendant un mois ou deux : comme ce n'était pas un article obligé de mon programme, je n'en ai pas tenu compte; j'ai mieux aimé éparpiller davantage mes excursions. Le seul endroit qui m'ait beaucoup tenté comme séjour, c'est Clifton, à tel point que mon voyage d'exploration a failli en être compromis. Oui, je vous l'avoue, à ma première étape, j'ai été littéralement séduit par cette charmante petite ville..... Mais je vous avais promis de parcourir le pays de Galles, et j'ai poursuivi mon itinéraire.

Je vous fais grâce de mes impressions de voyage sur un pays que vous connaissez mieux que moi. Cependant je n'aurais garde d'oublier que j'y ai trouvé quelques documents intéressants au point de vue du grand travail sur lequel j'ai déjà réuni pas mal de matériaux. Le plus long séjour que j'ai fait, c'est à Bettwsy-y-Coed, où je suis resté à peu près trois semaines et où je compte bien revenir un jour. Je ne vous raconterai pas non plus mes excursions dans les montagnes galloises, excursions dans lesquelles je sentais mes forces augmenter tous les jours, et cela sans le secours du fer ni de l'écorce du Pérou. Je vous dirai du reste à ce propos que pour moi il en est des médicaments, en voyage, comme de la correspondance : pour m'en occuper, il me faut mes aises, mes habitudes, une vie plus régulière. Je crois d'ailleurs que les quatre ou cinq semaines de traitement passées dans mon ermitage de Finchley ont eu un si bon effet, que j'étais à peu près en état de m'en passer quand je suis parti pour Bristol. L'air des monts Snowdon a fait le reste.

Je suis arrivé ici très bien portant, bien que mon pharmacien prétende que ma fabrique de sucre est encore assez prospère. Ce détail — car j'ai bien le droit de traiter cela de détail, puisque pour le reste je me sens parfaitement bien — ce détail, dis-je, tient probablement à ce que, durant tout le temps qu'a duré mon voyage, mon régime a été forcément très négligé, ou, pour mieux dire, j'ai vécu comme tout le monde. Mais vous pensez bien, mon cher docteur, que je ne pourrai qu'aller encore mieux dès que j'aurai repris mes habitudes que vous connaissez bien, chasses, courses à droite et à gauche, régime tonique, substantiel même, mais non succulent, le moins de veilles possible, etc., etc. Six mois de cette existence raffermiront ma santé et me permettront de me présenter chez vous, au début de la saison, avec une performance assez réussie.

Je ne vous dirai pas les beaux projets que je forme pour la saison prochaine : vous en ririez sans doute en me rappelant que mes plus belles résolutions peuvent être à la merci d'une rencontre.....; et vous n'auriez que trop raison, du moins pour le passé. Pour le moment, je ne voulais que me rappeler à votre bon souvenir, et vous dire que, dans le pays de Galles comme dans le Northumberland, comme à Londres, je vous serai toujours profondément reconnaissant pour l'intérêt affectueux que vous ne cessez de témoigner à

Votre plus incorrigible et plus dévoué malade,

SIR ARCHIBALD HEARTSTONE.

A peu près à l'époque indiquée dans la lettre qui précède, le docteur me vit arriver chez lui, et après les premiers renseignements pris sur ma santé :

« Eh bien, quels étaient, me dit-il, ces fameux projets que vous prépariez il y a six mois? Vos amis du Wales-Club y ont sans doute une part importante?

— Je vous dirai d'abord, docteur, que, pour ce qui est du Wales-Club, je n'y remettrai les pieds que pour le dîner annuel de l'anniversaire de sa fondation, auquel je ne manquerai jamais d'assister, à moins que je ne sois bien loin de Londres, parce que c'est la seule occasion que j'aurai de serrer la main à nombre d'excellents camarades, et de ne pas perdre complètement le goût de ce fameux sherry du Cap, que ne manque pas de nous envoyer pour ce jour-là le major Hawson, un des membres fondateurs du club. Quant à ce qu'il y a de plus sérieux dans mes projets, voici en quoi cela consiste : je reprends mes travaux archéologiques avec une nouvelle ardeur.

— Surtout, pas trop de zèle, si vous voulez m'étonner par votre transformation.

— Cela durera cette fois, docteur. Je vous dirai que j'ai reçu la visite à Learmouth de mon ancien maître, le savant Houghton, que j'ai même eu le plaisir de garder trois semaines. Je l'ai mis au courant de mes recherches, nous avons discuté ensemble quelques documents; enfin, il m'a communiqué une nouvelle flamme, qui, je l'espère, ne s'éteindra pas de sitôt. Cela vaut toujours mieux que les pantomimes d'Adelphi ou les soupers du Great-Oyster's.

— Et cela durera...?

— Sans doute, je ne vous ai que trop donné le droit de sourire quand je vous parle de la sorte. Aussi je ne vous en dis pas plus long.

Cette fois, en effet, au grand étonnement du docteur, je tins parole : j'étais devenu un des hôtes les plus assidus du British Museum; du cabinet des médailles à celui des manuscrits, de celui-ci à la salle des antiquités, on ne voyait que moi. Pendant les heures où le Muséum était fermé, je visitais les collections particulières, grâce à mes relations et à celles de mon ami Aveling. J'en arrivai ainsi à travailler quatorze heures par jour. Il était dit que je serais excessif en tout. Absorbé que j'étais par ce travail des plus laborieux, je négligeais mon régime, je devenais irrégulier pour les heures des repas, je dormais peu et mal, parce que je me couchais trop tard et que j'étais trop excité par le travail pour m'endormir aisément. Tout cela fit qu'au bout de deux mois de cette existence surmenée physiquement et intellectuellement, je maigris de nouveau, je m'étiolai, je perdis beaucoup de mon magnifique appétit, en même temps que ma soif augmentait, et je finis par constater que ma mémoire faiblissait très manifestement.

Effrayé de tout cela, et plus encore de ce qui pouvait arriver pour peu qu'il y eût d'aggravation, j'allai conter mes misères à mon excellent docteur, mais cette fois la tête haute, la conscience nette.

— Allons, mon incorrigible malade (c'est vous qui l'avez dit), je vois que vous tenez à faire le tour de la thérapeutique. Encore une médication nouvelle que je suis obligé de vous faire suivre. Mais, dites-moi, avec tous les symptômes que vous m'avez énumérés, n'avez-vous pas constaté depuis quelques semaines ou au moins depuis quelques jours un peu d'affaiblissement des jambes?

— Parfaitement, docteur, et si je ne vous en ai pas parlé, c'est uniquement parce que je n'y attachais aucune importance, l'attribuant simplement à de la fatigue, à une fatigue générale.

— Tout cela n'est pas évidemment aussi grave que ce que vous avez eu l'an dernier à pareille époque; mais enfin, il faut intervenir, et sans plus tarder je vais vous mettre à la strychnine, qui vous redonnera du ton, du stimulant, et au bromure de potassium, qui calmera l'excitation factice du système nerveux et vous permettra d'avoir de meilleures nuits. Naturellement, il faut suspendre vos travaux, ou du moins ne vous en occuper qu'avec la plus grande modération. Enfin, surveillez bien le régime.

Ce traitement eut un très bon effet : il arrêta net la marche de ces symptômes qui me semblaient me mener tout doucement à la paralysie, et au bout de trois semaines, j'avais retrouvé la plus grande partie de mon bien-être antérieur.

Malheureusement, au moment où j'espérais pouvoir reprendre mes habitudes de travail, bien qu'avec moins d'ardeur, je reçus de Cambridge une nouvelle désastreuse : mon jeune frère, qui était sur le point de quitter Trinity-College, venait de se noyer dans la Cam, à la suite d'une fausse manœuvre de son yacht.

CHAPITRE III.

LE TOUR DU MONDE D'UN DIABÉTIQUE.

Je ne m'attendais guère à revoir Learmouth trois mois à peine après l'avoir quitté, et surtout à le revoir dans d'aussi tristes circonstances. Qu'il me parut long, ce voyage pour ramener les restes de mon pauvre frère au village natal ! et quelle cruelle cérémonie que ces funérailles avec l'apparat obligé que nécessitait ma position dans le district !

Je ne restai là d'ailleurs que le temps strictement nécessaire pour recevoir et rendre les visites de rigueur. Et pourtant Learmouth était bien séduisant à ce moment ! On était au mois de mai ; la campagne était toute verdoyante... Malheureusement, le contraste entre cette nature luxuriante de vie et mon deuil cruel me fut impossible à supporter. Je ne vis pour l'instant d'autre diversion un peu efficace que de voyager. Mais voir des pays nouveaux ne me tentait pas du tout. Je me décidai alors à refaire mon voyage de l'année précédente, en commençant par l'endroit le plus rapproché de chez moi.

Après m'être oublié un peu partout, bien plutôt par nonchalance que par plaisir, je parvins à prolonger mon voyage jusque vers l'automne. J'attendis à dessein le moment où presque toutes mes relations seraient éloignées de Londres afin d'éviter autant que possible les occasions, non pas de me distraire, mais même de simple fréquentation. J'eus tort, sans contredit, car je devins rapidement hypocondriaque, et mon hypocondrie s'agrémenta peu à peu d'un état d'excitation nerveuse presque continue, qui finit par amener des insomnies persistantes très pénibles, ainsi que divers autres symptômes nerveux.

L'instinct de la conservation, plus encore que le goût de me soigner, me fit avoir de nouveau recours à ma providence habituelle, le docteur P***, qui, avec son inépuisable bonté, me remonta un peu le moral. Il me soumit à l'usage de l'opium et me força en même temps à revoir certaines de mes connaissances, à prendre quelques distractions et à suspendre tout travail intellectuel suivi.

L'opium me fit un bien étonnant : la soif ardente dont j'avais été repris se calma comme par enchantement, je dormis d'un sommeil calme et réparateur, enfin l'amélioration fut générale et considérable. Le moral y eut aussi sa part, et une bonne part : j'étais redevenu assez sociable et des idées plus riantes avaient chassé les tristesses qui me hantaient.

J'aurais évidemment dû suivre la recommandation du docteur, qui, m'ayant prévenu qu'il fallait suivre de près l'emploi de ce médicament, m'avait engagé à venir le voir très souvent afin qu'il pût se rendre un compte exact des effets obtenus. Mais, avec mon insouciance habituelle, je ne crus pas nécessaire, me sentant de mieux en mieux, d'importuner — comme je me disais — le docteur de mes éternelles complaintes.

Cela dura ainsi jusque vers la fin de mars, mais grâce au précieux médicament dont je prenais sur moi de m'administrer des doses progressives, à tel point qu'il vint un moment où, peut-être par ma faute, par un usage exagéré ou trop longtemps continué de l'opium, ce puissant calmant ne me produisit, à ma grande surprise, plus du tout d'effet.

Alors, par exemple, je n'hésitai plus et je résolus d'avoir encore une conférence avec mon directeur médical.

Un jour que j'étais allé prendre le docteur à sa sortie de l'hôpital, vers quatre heures, il fut frappé de mon air abattu et découragé. Je ne lui cachai pas que l'amélioration de tous les symptômes, obtenue précédemment, grâce à ses doses progressives d'opium, avait fini par se perdre en grande partie.

— Je commence à craindre, ajoutai-je, que ce médicament ne me fasse plus rien, au point de vue de ma maladie. La soif a de la tendance à reparaître, et puis — chose peut-être plus grave — l'opium en vient maintenant à m'exciter. Vous allez me dire naturellement que c'est un effet de mon imagination, mais je vous assure qu'il m'empêche de dormir. J'en ai d'ailleurs fait l'expérience un jour.

— Mais, mon cher ami, je ne vous conteste nullement cela : je sais très-bien qu'à certaine dose, chez bon nombre de personnes, il produit un effet opposé à celui qui lui est généralement reconnu ; cela prouve qu'il ne vous vaut plus rien.

— Eh bien, pourquoi n'essayerions-nous pas d'un autre médicament?

— Peste! quel entrain pour les drogues! Nous ne pouvons cependant pas passer en revue toute la collection que renferme la Londonia Pharmaceutical. A l'époque où vous vous plaigniez le plus de l'affaiblissement des jambes et du système nerveux en général, je vous ai fait prendre de la strychnine.

— Et je m'en suis très-bien trouvé.

— Sans doute, mais cela n'a pas empêché qu'à

un moment donné il a fallu en suspendre l'usage et passer à autre chose. Je vous ai donné successivement du bromure de potassium, de l'ergotine, des alcalins, des ferrugineux; que sais-je encore?

— Mais puisque tout cela m'a fait du bien pendant un temps plus ou moins prolongé, pourquoi ne recommencerions-nous pas la série?

— Pourquoi? parce que vous n'en retireriez pas en ce moment le même effet. Quand on traite des sujets comme vous, surtout avec la maladie dont il s'agit, on peut compter que chaque médicament différent qu'on administrera aura un double effet: l'effet moral, variable suivant le degré d'imagination, la nature plus ou moins impressionnable; et l'effet physique, d'une fixité relative. Or, dans le cas qui vous concerne, j'attache autant d'intérêt au premier qu'à l'autre, et comme l'effet moral ne se produit qu'avec des médicaments nouveaux pour le malade et que, d'autre part, l'effet physique est à peu près épuisé, vous voyez qu'il n'y a pas lieu de recommencer la série.

— Alors, la médecine ne peut plus rien pour moi?

— Oh! nous sommes loin d'être désarmés; je vous dirai même que ce sont les moyens les plus puissants qu'il nous reste à employer.

— Et pourquoi donc n'avons-nous pas commencé par ceux-là ?

— La logique l'eût conseillé, mais la routine est bien plus forte que la logique, et c'est la routine que nous avons suivie.

— Vous, docteur, routinier? Je ne le crois pas ; vous vous calomniez certainement.

— Oui, j'exagère peut-être un peu : ce qu'il y a de vrai cependant, c'est que nous avons commencé par les moyens que nous avions sous la main et dont l'usage nous est plus familier.

— Mais enfin, pourrai-je savoir quels sont ces fameux moyens que vous tenez en réserve et sur lesquels vous comptez tant?

— Vous savez, sans doute, qu'il existe des eaux minérales dont l'efficacité dans un bon nombre de maladies est des mieux établies. Eh bien, le diabète est, sous ce rapport, assez bien partagé et je suis convaincu que vous m'en direz plus tard de bonnes nouvelles.

— Mais alors, vous allez me faire encore regretter de n'avoir pas connu cela plus tôt. Excusez la franchise d'un malade dont l'idée fixe est sa guérison...

— Je comprends parfaitement votre idée fixe et elle est aussi naturelle que légitime; mais si votre idée fixe est la guérison, la mienne c'est le malade.

Avec mes traitements par les drogues pharmaceutiques, je vous tiens là sous ma main ; vous êtes ma chose; je vous étudie à mon aise, je suis la marche et les transformations de votre maladie; rien ne se produit que je ne puisse constater immédiatement. Si, au contraire, je vous expédie à quelque station minérale, adieu le malade et la maladie.

— On en revient cependant.

— Oui, on en revient, mais on y a pris goût et on y retourne, et alors c'est un malade qui s'est un peu détaché de son médecin, et une maladie dont l'histoire risque fort de présenter des lacunes.

— Malgré tout l'intérêt que méritent sans doute vos lacunes, vous comprenez, docteur, que je ne m'apitoie pas beaucoup là-dessus. Avant tout, guérissez-moi. D'ailleurs soyez tranquille : je suis homme d'ordre, et, de plus, assez au courant, grâce à vous, de ma maladie ; je m'engage donc solennellement à tenir mon histoire médicale à jour pour que vous n'ayez pas de lacune à déplorer. Ce sera une consolation à mon absence.

— Vous avez certainement plus d'intelligence qu'il n'en faut pour cette besogne, aussi je suis tranquille de ce côté ; mais, vous savez, le médecin voit certains détails qui passent souvent inaperçus du malade. Aussi, malgré toute votre bonne volonté et l'habitude que vous avez de vous observer, ce ne sera pas comme si vous étiez à Londres.

— Mais, j'y songe, puisque vous tenez tant à m'avoir à votre portée, pourquoi ne me faites-vous pas boire ici les eaux qui me conviendraient le mieux? Bien que la perspective d'un voyage soit loin de me déplaire, s'il y avait pourtant avantage à faire ce nouveau traitement sous vos yeux, inutile de vous dire que je n'hésiterais pas.

— Sans doute, vous pourriez faire usage ici, et même avec un certain profit, des eaux que vous irez consommer sur place; mais ce serait une tout autre médication, qui n'aurait ni le même genre d'action, ni le même degré d'efficacité.

— Comment se fait-il donc qu'une bouteille d'eau minérale que je vais acheter chez le premier droguiste venu ne me fournisse pas une eau aussi bonne, aussi efficace que celle que je boirai à la source? Le vin ne perd pas, ce me semble, à être mis en bouteilles, au contraire.

— Le vin et l'eau minérale se comportent en effet à peu près de même, en pareil cas : ils se dépouillent l'un et l'autre, avec cette différence pourtant que l'un se dépouille de principes inutiles ou en excès, tandis que tout ce dont l'autre se dépouille constitue autant de moyens d'action de moins. Ce que je vous dis là s'applique surtout aux eaux qui sont naturellement chaudes : vous comprenez très bien, sans appeler à votre aide le mince bagage des connaissances chimiques amassées à Cambridge, que telle substance se dissolve dans l'eau à une certaine température et point à une autre, et qu'elle n'y reste par conséquent dissoute que tant que l'eau se trouve à cette température. D'où il suit que, comme il est matériellement impossible de conserver à une eau minérale, qui est — je suppose — à 42 degrés, sa température originelle, elle doit ou peut perdre par le refroidissement tel ou tel de ses principes.

— Mais alors, il suffirait de la chauffer avant de la boire pour lui incorporer de nouveau tous ses principes.

— Eh bien ! ce n'est pas si simple que cela, attendu que si certaines substances ne se trouvent dissoutes dans une eau minérale que grâce à une température donnée, d'autres ne s'y maintiennent également dissoutes qu'à la faveur des premières et abandonneront l'eau dès que celles-ci leur en donneront l'exemple, et comme il peut y avoir réciprocité, c'est à qui ne se laissera pas de nouveau incorporer à l'eau.

— Je comprends alors qu'il y ait une grande différence entre une eau minérale transportée et la même eau prise à la source : c'est comme qui dirait une plante d'herbier comparée à ce qu'elle était avant d'être cueillie.

— La comparaison est parfaite : l'une est en effet une eau morte et l'autre une eau vivante. Vous devez alors comprendre également pourquoi je n'essaye pas davantage de vous donner sous forme de poudre ou autrement les divers principes dont l'analyse chimique nous a révélé l'existence dans ces eaux minérales.

— Cependant, s'il est certain que la chimie puisse vous dire exactement quelles sont les substances qu'une eau minérale contient, et à quelle dose, je ne vois pas pourquoi...

— D'abord cela n'est rien moins que certain, c'est même une très grosse question sur laquelle médecins d'eaux et chimistes discutent depuis bien longtemps sans être près de s'entendre ; et d'ailleurs, quand même il en serait ainsi, je ne vous en enverrais pas moins boire sur place l'eau que je considérerais comme la plus salutaire. Est-ce que les sels que le chimiste aura extraits de ces eaux vous donneront les plaisirs du voyage, le changement d'air, de ciel et d'habitudes, la vue de pays nouveaux, de figures nouvelles, de mœurs différentes des vôtres ? Croyez-vous que vous ne digérerez pas mieux à une table d'hôte étrangère, avec le spectacle de femmes élégantes, qu'à votre ennuyeux club? Et puis, tout dans une ville d'eau vous aide, vous invite en quelque sorte à la guérison. Vous êtes entouré de gens qui, pour la plupart, s'en trouvent très bien et vous font part de leurs impressions : on s'encourage mutuellement, on se donne bon espoir. Il n'est pas jusqu'à la façon quelque peu solennelle dont le médecin indique et dirige le traitement qui n'ajoute sinon à son efficacité, du moins à la confiance qu'on a en lui. Voyez-vous, rien au monde ne saurait remplacer cette savante et attrayante mise en scène de la thérapeutique thermale.

— Alors, docteur, je vois cela d'ici : on s'arrange surtout pour frapper l'imagination des pauvres malades ; l'eau n'est qu'un accessoire.

— Mais pas du tout : je plaisante un peu, mais au fond c'est très sérieux ; on s'occupe à la fois du physique et du moral, de la maladie et du malade ; croyez bien cependant que la maladie tient toujours le premier rang dans les préoccupations des médecins d'eaux. Je n'en suis pas moins d'avis qu'ils agissent très sagement en recherchant tout ce qui peut augmenter, aux yeux de leurs clients, le prestige de leurs bienfaisantes sources.

— Ne vous mettez pas davantage, docteur, en frais d'éloquence, car vous prêcheriez un converti : je vous ai, ce me semble, assez habitué à la docilité pour que vous ne puissiez douter de mon empressement à exécuter avec l'exactitude la plus scrupuleuse tout ce que vous me conseillerez. Ainsi, c'est entendu, vous allez donc m'envoyer aux eaux. Est-ce à Cheltenham ou à Tunbridge-Wells?

— Pas plus là qu'à Clifton ou à Leamington. Ce n'est pas que je n'aie nulle confiance dans les eaux de notre pays; je crois même que vous pourriez tirer quelques bons effets de Cheltenham. Mais, ainsi que je vous l'ai donné à entendre, en vous envoyant aux eaux, je compte sur un ensemble assez complexe de moyens destinés à agir à la fois sur le physique et sur le moral. Or, les stations que nous venons de nommer sont trop rapprochées de nous : je veux que ce soit un vrai voyage que vous entrepreniez, un voyage qui durera deux ou trois ans, et qui sera adapté à votre maladie : nous l'appellerons, si vous voulez, « le tour du monde d'un diabétique ».

— Comment! vous allez me faire faire le tour du monde?

— Entendons-nous : je vous ai dit « le tour du monde d'un diabétique », et non pas le tour du monde d'un naturaliste ou d'un vrai voyageur. Je ne vous ferai visiter que les endroits susceptibles de vous être de quelque utilité au point de vue de votre maladie. Ainsi, pour vous en donner une idée, prenons la France, puisque c'est le pays le plus rapproché de nous : en France donc, nous avons d'abord Paris.

— Vous m'étonnez de plus en plus, docteur : un séjour à Paris peut donc avoir quelque heureuse influence sur mon diabète ?

— Sans doute, en ce sens qu'à Paris, où vous aurez tant à voir, vous ferez forcément et très agréablement beaucoup d'exercice, et tant que vous ferez beaucoup d'exercice, pour peu que vous soyez raisonnable au point de vue du régime, votre maladie aura plutôt tendance à diminuer qu'à augmenter. Il faut ajouter à cela que le séjour dans la ville la plus attrayante du monde ne doit pas laisser la plus petite place à l'ennui et à la préoccupation de soi-même.

— Mais ne craignez-vous pas que les innombrables attraits de Paris ne soient une cause sérieuse de fatigue pour un organisme aussi susceptible que le mien ?

— Précisément, je voulais vous prémunir contre cet inconvénient. Avant tout, il ne faut pas vous croire condamné à voir en un délai donné tout ce que cette ville renferme de curieux : vous êtes libre de votre temps, rien ne vous presse ; arrangez-vous donc de façon à vous distraire, à faire un exercice régulier, mais sans jamais pousser jusqu'à la fatigue.

— Très bien ! sobre et réglé jusque dans la curiosité, voilà ce que je dois être, si je tiens à vivre en bonne intelligence avec mon diabète.

— Et surtout, n'oubliez pas qu'il y a certaines curiosités malsaines, ou plutôt des plaisirs trop faciles, dont les diabétiques ne doivent pas se montrer trop friands ; songez à propos au précepte d'Horace : *ferre quid valeant humeri*, sinon vous pourriez bien avoir à subir l'humiliation d'une faillite. Ce n'est d'ailleurs là qu'une question de patience, car je suis convaincu qu'après une bonne saison d'eaux, vous pourrez aisément affronter...

— Mais cependant, s'il me venait une belle, une fort belle occasion de faillite, est-ce que je ne pourrais pas me risquer, puisque les eaux me fourniront la facilité de me réhabiliter ?

— Sobre et réglé en tout, comme vous l'avez dit vous-même tout à l'heure ; je n'ai rien à y ajouter. D'ailleurs peut-être Paris vous fatiguera-t-il plus vite que vous ne croyez...

— Et alors, il me faudra continuer mon tour du monde... comment l'avez-vous déjà appelé ?... médicamenteux ?

— Médicamenteux, si vous y tenez ; mais j'ai dit simplement : « à l'usage d'un diabétique ». Cependant ne quittez pas Paris sans aller voir le docteur B***, un charmant homme qui s'est occupé toute sa vie du diabète et qui au besoin vous donnera de bons conseils.

— Je le crois bien que je ne quitterai pas Paris sans aller voir un homme charmant qui s'est occupé toute sa vie du diabète; je vous dirai même que ce sera pour moi la plus grande curiosité de cette capitale, et c'est par celle-là que je commencerai.

— A la bonne heure ! Quand on vous met sur le terrain de votre maladie, vous ne perdez pas facilement la piste. Du reste, vous vous trompez moins que vous ne croyez en classant ce médecin parmi les curiosités; j'ajoute que vous pouvez compter sur un accueil très aimable.

— Vous n'avez pas besoin d'insister, mon cher docteur; j'irai très certainement faire visite à votre rival d'outre-Manche dès mon arrivée à Paris, parce qu'ainsi, s'il vient à m'arriver quelque chose, je serai sûr d'avoir à ma disposition un homme de l'art au courant de mon mal...

— Et auquel vous pourrez soumettre votre itinéraire.....

— De la maladie à la santé.

— Tout à l'heure vous l'appeliez médicamenteux; j'aime mieux l'itinéraire de la maladie à la santé.

— Ainsi, vous voilà donc le Bradshaw ou le Murray des diabétiques..... Eh bien, continuons, car il me tarde de voir du pays en imagination. Où irai-je en quittant Paris?

— D'abord à Vichy, qui est — paraît-il — l'éden des diabétiques, et probablement de quelques autres personnes.

— Alors chassez-moi vite de votre enfer de Londres et laissez-moi brûler la première station de mon itinéraire, car enfin si Vichy doit être mon éden, ma terre promise, ne croyez-vous pas qu'il serait plus sage de traverser Paris à toute vapeur? Je songe malgré moi à l'île de Calypso, à Capoue, à toutes les Circés possibles; je songe aussi à ce voyageur, dont parle Mathanasius, qui, parti lui aussi pour faire le tour du monde de son temps, mais pas d'un diabétique, trouva tant de charmes à la première ville rencontrée sur sa route, qu'il ne put se décider à aller plus loin.

— Tout ça, c'est très joli; mais songez que ce que je vous dis a au fond tout le sérieux d'une prescription. Par conséquent, mettez un frein à votre fantaisie.

— Eh! docteur, c'est votre faute; c'est vous qui éveillez ma fantaisie en me parlant d'Eden. Et quand je quitterai cette Capoue que vous appelez Vichy, où je vais encore être tenté de m'oublier, dans quel séjour enchanteur la baguette magique de votre ordonnance va-t-elle me transporter?

— Pour le moment, je ne vous indique que les grandes lignes : quant aux détails de chaque pays, vous vous informerez sur place auprès des gens compétents. Comme je sais que vous avez grand plaisir à consulter ceux de mes confrères qui se sont le plus occupés de votre maladie, il faut bien que je vous ménage l'occasion d'aller vous renseigner auprès d'eux : vous aurez donc à leur demander quelles sont dans chaque pays les stations minérales qui pourraient vous être de quelque utilité, en dehors des stations classiques, fondamentales, que je vous impose. Continuons maintenant notre voyage...

— Pittoresque, à la recherche de la santé.

— Oh ! si vous envisagez ma prescription à la façon de Sterne, je crains un insuccès. Surtout, pas trop de sentiment.

— Juste ce qu'il en faudra pour atténuer le côté médicamenteux de votre prescription ; je saurai au besoin être fidèle à mon nom..... Vous m'avez laissé en France, et vous vous disposiez à m'envoyer.....

— De France vous vous rendrez en Italie, où vous resterez l'hiver et le printemps : il ne sera pas mauvais du tout pour vous de passer un hiver sans brouillards.

— Mais la chasse, docteur, la chasse, qui me réussit si bien pour ma maladie, vous me la supprimez de la sorte.

— Bah ! on vous trouvera quelque autre exercice là où vous serez, en France ou en Italie. En Italie, je vous recommande particulièrement quatre étapes à divers points de vue : Gênes, ville qui a beaucoup de caractère ; Naples, l'endroit de toute la Péninsule où vous rencontrerez le plus de compatriotes, et où vous pourrez également consulter un homme très versé dans votre spécialité, — car maintenant que j'ai fait votre éducation, je vous considère en quelque sorte comme un spécialiste.

— Un spécialiste qui n'opère que sur lui-même.

— Après Naples, il vous restera à voir Rome et Venise. Cela vous mènera jusque vers le mois d'avril ou de mai, si vous faites ce voyage en amateur un peu valétudinaire, et non en touriste à outrance qui n'est satisfait que s'il a épuisé toutes les surprises que lui a cataloguées le Murray.

— Mais savez-vous, docteur, que c'est on ne peut plus charmant d'avoir à suivre un traitement de ce genre, et que je devrais en quelque sorte m'estimer heureux d'avoir, par le fait de ma maladie, l'occasion d'un voyage auquel je n'aurais pas songé de longtemps à cause de mes goûts casaniers ? Continuez donc votre itinéraire à l'usage des diabétiques fortunés et — pourrais-je ajouter — des fortunés diabétiques : *Fortunatos nimium*, etc. Vous m'avez, je crois, laissé à Venise.

— Ne vous y oubliez pas, comme lord Byron, car il vous reste à faire des étapes moins agréables peut-être, mais plus sérieuses. De Venise je vous dirige donc vers le Tyrol.

— Superbe, en vérité ! C'est une succession de tableaux qui renchérissent en splendeur les uns sur les autres, comme dans une féerie.

— Et après vous avoir fait traverser le Tyrol, je vous dirige...

— Sur la Suisse ?

— Non, sur la Bohême, où vous irez faire connaissance avec les eaux de Karlsbad.

— Encore quelque autre éden, n'est-ce pas ?

— Oui, mais un peu germanique.

— Qu'importe, pourvu que ce soit toujours de la famille des édens : même en fait d'éden, il n'est peut-être pas mauvais de varier un peu. Et puis ?

— Et puis, vous rentrerez chez vous par la Belgique, et vous viendrez me faire part de vos impressions, sans doute aussi nombreuses que variées.

— Comment ! docteur, vous me faites rentrer au bercail sitôt que cela, comme un écolier qu'on fait coucher de bonne heure? Eh bien! et l'Espagne avec le Portugal, et la Turquie avec la Grèce, et la Russie et la Scandinavie, est-ce que tous ces pays-là ne pourraient rien faire pour moi?

— Décidément, vous êtes comme les enfants qui veulent tout voir à la fois. Commencez donc par ce que je vous ai indiqué; si cela paraît vous réussir et qu'une autre fois il faille agir plus énergiquement, alors nous élargirons le cercle.

— Très bien, très bien, docteur; je vous comprends: vous m'administrez actuellement l'itinéraire n° 1; si ma maladie résiste, vous emploierez des moyens plus puissants et nous aurons alors recours à l'itinéraire n° 2. Mais trouverai-je aussi dans ce second itinéraire quelques édens et des spécialistes *di primo cartello?*

— Nous avons le temps de nous inquiéter de ces détails. Commencez par faire vos préparatifs au plus vite, et ayez bien soin de laisser ici toute préoccupation.

— Je me sens déjà mieux: mon moral est rasséréné; il est, comme vous voyez, très en avance sur le physique.

— Parce que votre esprit est déjà parti en voyage et qu'il commence à en ressentir les bons effets; le corps heureusement ne tardera pas à le suivre et à l'imiter. Une dernière recommandation, mon cher client : n'oubliez pas que vous m'avez promis de tenir votre observation à jour.

— Vous avez été, docteur, mille fois trop aimable et trop bon pour que je manque à ma promesse ; soyez donc tranquille de ce côté : autant qu'il dépendra de moi, mon histoire médicale n'aura pas de lacune et vous pourrez offrir au monde savant l'observation complète d'un malade que vous aurez à la fois consolé et guéri.

Le lendemain, j'allai chez le docteur prendre quelques lettres de recommandation, je fis quelques visites indispensables, et le jour suivant j'étais en route pour le continent.

CHAPITRE IV.

VOYAGE EN FRANCE A LA RECHERCHE DE LA SANTÉ.

1° Une consultation originale.

J'étais parfaitement persuadé, en quittant Londres et l'Angleterre, que je ne trouverais, dans mon tour du monde abrégé, rien qui pût les égaler. Néanmoins je ne pus me défendre d'une certaine émotion en débarquant à Calais et surtout en arrivant à Paris.

Londres est certainement la ville la plus grande et la plus peuplée de la terre. Pékin seul pourrait réclamer peut-être, mais Pékin est si loin et la statistique municipale y est si négligée, qu'à un million près on n'est pas certain du nombre de ses habitants. Donc la supériorité reste incontestablement en faveur de Londres. Mais, à part cela, Londres — il faut bien l'avouer — est à presque tous les autres points de vue inférieur à Paris : climat, monuments, gaieté, facilité des communications, confortable extérieur, en tout cela Paris l'emporte de beaucoup sur notre capitale.

Ce qui m'a le plus frappé, non pas tout de suite, mais à la longue, c'est le haut degré de perfection où a été poussé ce confortable de la rue et des promenades auquel je faisais allusion tout à l'heure. Je ne connais pas de ville au monde où la rue soit l'objet de soins aussi minutieux : c'est presque un véritable culte. A Londres, dans la plupart des quartiers, même dans le West-End, la rue est ce qu'elle est en général dans les villes, un lieu de passage, un lieu qu'on ne fait que traverser au plus vite pour aller à ses affaires ; quelquefois propre, quelquefois large, rarement très commode, elle n'est jamais hospitalière aux piétons. A Paris, même dans les quartiers les moins élégants, la rue est une personne qui se respecte ; si elle n'est pas toujours coquettement attifée, elle n'en fait pas moins tous les jours sa toilette des pieds à la tête. Toilette, en effet, n'est pas trop dire : on débarbouille, il est vrai, les rues de Londres, mais il n'y a que les rues de Paris qui fassent toilette. Certaines m'ont même paru être l'objet de soins tout particuliers et inviter en quelque sorte le passant à y ralentir ses pas, à s'y arrêter. Là, en effet, est la grande différence entre Londres et Paris : on traverse les rues de Londres, on flâne dans celles de Paris. Aussi je comprends qu'il y ait des gens, comme j'ai pu m'en assurer plus tard, qui passent une bonne partie de leur existence, si peu que le temps soit clément, entre la Chaussée-d'Antin et la rue Drouot. Dans un certain monde, c'est même une promenade obligée, sous peine de passer pour sauvage ou pour exilé.

Mon premier soin, en quittant la gare du Nord, fut de me faire conduire dans un hôtel bien central d'où je pourrais aisément rayonner dans toutes les directions. Puis, laissant sur ma table bien tranquilles les guides-manuels que je m'étais empressé d'acheter, je m'amusai à aller en quelque sorte à la découverte de Paris. Mais je ne tardai pas à m'apercevoir qu'en agissant ainsi et contrairement aux habitudes méthodiques de mes compatriotes, je goûtais sans doute plus d'imprévu, mes impressions étaient plus spontanées, plus vives, mais je passais à côté de bien des choses qui méritaient d'être remarquées et que je ne voyais pas à cause de l'éblouissement presque continuel dans lequel je me trouvais. De plus, en procédant de cette façon, j'exigeais certainement de mes jambes plus qu'elles ne pouvaient faire, si bien qu'au bout d'une quinzaine de jours j'étais littéralement épuisé.

J'avais entendu dire que les gens nouvellement arrivés dans un pays sont assez sujets à prendre soit les maladies régnantes, soit toute autre : aussi je fus un peu frappé par cette fatigue excessive si subite qui m'avait envahi ; mais je pensai que mon diabète pouvait être pour quelque chose dans cet effet et, remettant à plus tard la suite de mes découvertes dans Paris, je me décidai à suivre les conseils de mon compatriote, le docteur P***, et à demander avis au médecin qu'il m'avait signalé comme très expérimenté dans ma maladie. J'avais d'ailleurs promis de suivre exactement le programme et l'itinéraire qu'il m'avait indiqués, et ma visite au médecin français en faisait partie. Du reste, comme je pouvais avoir besoin de ce dernier au moment peut-être où je m'y attendais le moins, mieux valait faire sa connaissance tout de suite.

J'arrivai dans une partie du vieux Paris que je ne connaissais pas du tout, et, après une attente peu prolongée, étant donnée la réputation du consultant, je fus introduit auprès d'un monsieur d'une soixantaine d'années, peut-être soixante-cinq ou même soixante et dix, au teint fleuri, à la figure souriante et ouverte. Il me mit à l'aise dès l'abord par son air engageant, et après m'avoir regardé de la tête aux pieds, avec un sourire empreint d'une fine bonhomie, il me dit de but en blanc :

— Vous êtes diabétique, cher monsieur, et magistrat par-dessus le marché.

— Sur le dernier point, docteur, votre diagnostic a porté à faux; mais vous avez deviné juste quant à la maladie qui m'amène auprès de vous.

— C'est si facile, voyez-vous, monsieur, de reconnaître un diabétique! un brin de salive épaisse et collante aux deux coins de la bouche, il ne m'en aut pas plus. Et je n'ai pas besoin de vous faire parler longtemps pour le remarquer : vous me dites : « Bonjour monsieur », cela me suffit. Je m'approche de vous, je flaire une odeur particulière, *sui generis*, qui rappelle un peu le cidre passé — une boisson, entre parenthèses, que je n'aime pas — en voilà assez pour confirmer mon diagnostic. Quant aux autres symptômes, si vous êtes diabétique depuis longtemps, vous avez dû les éprouver presque tous : une soif et une faim anormales, une abondance d'urine inaccoutumée, un affaiblissement prématuré de tout l'organisme, aussi bien au moral qu'au physique, etc., etc.

— J'ai, en effet, éprouvé tout cela et bien d'autres choses.

— Eh bien, voyons, qu'est-ce qu'on vous a conseillé de faire? quels traitements avez-vous suivis?

— J'ai déjà fait tant de choses que j'aurai peut-être quelque peine à ne rien oublier.

— Ne me parlez que de ce qui a paru vous réussir.

— D'abord on m'a mis au régime. On m'a défendu...

— Oui, je sais : on vous a défendu ceci, et puis cela, et puis autre chose, si bien qu'il vous a semblé qu'il ne vous restait plus rien, ou à peu près, à manger, et vous vous êtes dit alors que la vie ne serait plus possible si vous vous priviez de tout ce qui vous a été indiqué comme nuisible.

— Oui, c'est bien ce que m'a maintes fois fait observer ma cuisinière ; aussi je vous avouerai que je n'en ai pas souvent tenu grand compte.

— Eh bien, moi aussi je vais être dans la cruelle nécessité de vous interdire un tas d'excellentes choses ; je serai même très probablement encore plus radical qu'on ne l'a été, mais je m'y prendrai, je crois, plus adroitement. Si je vous prive de quantité d'aliments qui vous paraissent indispensables au confortable, la partie de votre existence consacrée aux repas ne vous paraîtra pas pour cela complètement dépourvue de charmes. Je vous montrerai une carte de tous les mets dont vous pourrez réjouir votre palais sans avoir à craindre le revers de la médaille, et vous serez étonné, si vous venez à avoir un cordon bleu émérite, des menus délicats et compliqués qu'on peut combiner avec ces ressources que personne, même parmi les plus intéressés, ne soupçonne. Qu'est-ce qu'on vous a encore conseillé?

— On m'a recommandé de faire de l'exercice.

— C'était assurément un conseil très sage, mais très banal. Cependant, comme la bonne volonté ne vous fait pas défaut, vous avez fait de votre mieux pour suivre cette prescription. Un jour vous avez pris une des plus longues artères de Londres à un bout et vous l'avez parcourue jusqu'à l'autre bout. Un autre jour, vous en avez fait autant; puis, vous vous êtes contenté de vous promener un peu plus que vous ne le faisiez auparavant... et vous avez prétendu faire ainsi de l'exercice?

— Dame, à moins de faire partie du *Pedestrian-Club*, je ne pouvais faire mieux.

— Mais, vous n'auriez pas été mal inspiré si vous vous étiez fait admettre au club des coureurs. Allons, je vois que vous n'avez pas eu plus d'initiative que les autres malades; je vais donc être plus net. On vous a conseillé l'exercice, me disiez-vous : c'était fort honnête. Moi, je serai plus catégorique. Si vous voulez, monsieur, guérir de votre maladie, il faut en quelque sorte que vous gagniez — non pas votre pain quotidien, puisque cet aliment vous est interdit — mais votre nourriture à la sueur de votre front.

— C'est très bien, docteur, mais c'est que je n'ai pas appris cela.

— Eh bien, vous l'apprendrez... Rien n'est plus facile, vous verrez. Vous allez commencer par louer aux portes de Paris une petite maison de campagne avec jardin de cinq à six cents mètres ; je vous montrerai plus tard la manière de vous en servir. Choisissez seulement un jardin en aussi mauvais état que possible ; il n'est même pas absolument nécessaire qu'il y en ait un, pourvu que vous en ayez le terrain... Je suppose, bien entendu, que vous avez le temps et les moyens de faire tout cela.

— Je suis, docteur, complètement indépendant, maître de mon temps, et dans une position à faire pour ma santé tous les sacrifices qu'elle exigera.

— Eh bien, dans ces conditions, mon cher monsieur, vous pouvez être sûr que vous triompherez de votre mal. Vous allez donc commencer par vous mettre à même d'exécuter, quant à votre installation, ce que je vous ai conseillé. Quand ce sera fait, revenez me trouver : alors je vous mettrai sérieusement en traitement. Jusque-là, vivez de votre vie habituelle et envoyez-moi un échantillon de votre urine pour que je sache exactement où vous en êtes et, par conséquent, d'où vous partez.

Dès le lendemain, je me mis en campagne pour

exécuter la prescription du docteur. Je ne voyais pas encore très bien où il voulait en venir avec sa villa et son jardin inculte; mais son originalité me plaisait et j'avais à cœur de faire ponctuellement ce qu'il m'avait dit. Je courus une partie de la matinée et toute l'après-midi du côté de Vincennes et de Saint-Mandé pour trouver ce qu'il me fallait; mais toutes les propriétés disponibles étaient ou trop grandes, ou sans jardin; le plus grand nombre de celles qui auraient pu me convenir avaient un jardin dont on était tenu de respecter non seulement la disposition, mais même le mode de culture et d'entretien. De guerre lasse, avant de reprendre le chemin de la rue de Rivoli, où était mon hôtel, je louai conditionnellement un terrain vague, absolument en friche, qui avait environ cinq à six cents mètres de superficie et sur lequel une espèce de cabane en planches pouvait à la rigueur servir d'abri et de resserre.

En y réfléchissant, il me sembla que ce terrain devait parfaitement suffire : ce serait moins commode, sans doute, de n'avoir pas ma demeure à portée; mais j'y trouverais une occasion de plus d'exercice, et je ne doutai pas que cette particularité ne fût tout à fait du goût du docteur.

J'allai donc le retrouver quarante-huit heures après ma première visite.

Après que je lui eus fait part de ma découverte et de la note que le pharmacien m'avait remise et qui établissait le bilan de ma situation au point de vue sucre.

— Vous voilà, me dit-il, dans d'excellentes conditions pour commencer mon traitement, seulement je vous préviens que nous ne ferons tout d'abord que de l'hygiène ; nous aurons toujours le temps de recourir aux drogues. Ne croyez pas cependant que je vais, comme les honorables confrères auxquels vous vous êtes déjà adressé, vous donner des préceptes généraux que vous écoutez très sérieusement, que vous reconnaissez être très sages et que vous suivez très exactement..... pendant vingt-quatre ou quarante-huit heures. Non, j'ai un autre système : vous allez peut-être le trouver compliqué ; mais, en somme, vous verrez qu'il est bien plus aisé à suivre que tout ce que vous avez fait jusqu'à présent. Et pour être plus sûr que vous n'oublierez rien, je vais vous écrire l'emploi et le menu des huit jours qui vont suivre. Il est bien entendu que, partout où vous irez commander vos repas, il faudra exiger qu'on vous ait du pain de gluten.

— Mais je n'aime pas beaucoup, docteur, votre pain de gluten, et mon estomac a de la peine à s'en accommoder.

— D'abord, vous ne connaissez pas encore celui dont je vous indiquerai la marque : il y a pain de gluten et pain de gluten, comme il y a champagne et champagne. Vous verrez que vous vous accommoderez très bien de celui que je recommande à tous mes clients et de la bonne fabrication duquel je suis sûr. Maintenant, il faudra avoir soin d'envoyer vingt-quatre heures à l'avance votre menu au restaurant que vous aurez choisi, afin qu'on ait le temps de se procurer exactement ce qui est prescrit ainsi que les ingrédients nécessaires pour la préparation des divers plats. Au besoin, recommandez-vous de mon nom. Le neuvième jour au matin, venez me voir, et comme je ne vous ai pas indiqué de pitance pour ce jour là, je vous retiens pour déjeuner avec moi. J'aurai ainsi plus de temps pour causer avec vous..... A propos, je vous rappelle à dessein ce que je vous disais tout à l'heure, c'est que vous ne trouverez pas de médicaments dans ma longue consultation, et croyez bien qu'il n'y a pas eu oubli de ma part.

— Ce n'est pourtant pas un parti pris, docteur ?

— Ni oubli, ni parti pris : j'en ai tant essayé et de si différents, que je ne sais plus dans lequel avoir confiance. Il y en a d'utiles, je suis le premier à le reconnaître ; il n'y en a pas d'indispensables. Pour ma part, quand je puis diriger l'hygiène de mon malade tout à fait à ma guise, je n'ai jamais besoin de médicaments.

— Croyez bien, docteur, que je n'y tiens pas plus que cela, et si quelques-uns m'ont fait un bien incontestable, je ne pousserai pas la reconnaissance jusqu'à en reprendre sans votre conseil.

— Très honoré de votre confiance et enchanté de votre docilité, cher monsieur. Sous de pareils auspices, vous devez vous acheminer sûrement vers la guérison.

— Alors vous verrez, docteur, dans huit jours si j'ai pris le bon chemin.

Rentré chez moi, je n'eus rien de plus pressé que de prendre connaissance du programme d'existence que j'avais à suivre pendant huit jours, et, bien qu'en fait d'originalité rien ne m'étonne, je fus néanmoins assez surpris du libellé de cette consultation. J'ai eu l'excellente idée de la conserver, uniquement parce qu'elle ne ressemblait à aucune de celles qu'on m'avait données jusque-là. Plus tard, j'ai été enchanté de la retrouver, ainsi que le montrera un des derniers chapitres, et j'en ai tiré un parti auquel je n'avais nullement songé tout d'abord. Comme je tiens à en faire profiter mes lecteurs, je me décide à insérer ici cette espèce d'intermède kinési-gastronomique.

PREMIÈRE JOURNÉE.

Exercice et travail.

Matin : une heure de billard et une heure de crocket.

Après-midi : faire 8 kilomètres sur une grande route et terminer par l'ascension des tours de Notre-Dame.

Déjeuner.

Huîtres, saucisson de Lyon,
Œufs brouillés aux truffes,
Salmis de perdreaux,
Beefsteak au cresson,
Camembert,
Demi-bouteille Chablis, demi-bouteille Saint-Julien, demi-tasse de café sans sucre.

Dîner.

Consommé aux œufs pochés,
Salade d'anchois et beurre,
Filet de sole au vin blanc,
Poulet à l'estragon,
Filet de bœuf aux laitues,
Salade de concombres,
Chester, pistaches,
Demi-bouteille de Graves, demi-bouteille de Nuits.

DEUXIÈME JOURNÉE.

Exercice et travail.

Matin : une heure de crocket et une heure d'escrime.
Après-midi : défoncer et retourner 200 mètres de terrain.

Déjeuner.

Crevettes, olives,
Maquereau maître d'hôtel,
Jambon aux épinards,
Rognons brochette,
Salade de volaille,
Stilton, noisettes,
Demi-bouteille Pouilly, demi-bouteille Saint-Estèphe, demi-tasse de café, avec ou sans petit verre d'eau-de-vie.

Dîner.

Consommé aux poireaux,
Olives farcies,
Laitances de carpe matelote,
Petit-salé à la choucroute,
Canetons au cresson,
Laitues aux œufs durs,
Brie, noix,
Deux verres à madère de Marsala et une bouteille de Médoc.

TROISIÈME JOURNÉE.

Exercice et travail.

Matin : faire le tour de Paris à pied par les boulevards extérieurs.

Après-midi : fendre, scier et ranger 1 stère de bois.

Déjeuner.

Artichaut poivrade,
Fricassée de poulet,
Côtelette de mouton à la chicorée,
Omelette au rhum,
Fromage de Neufchâtel,
Demi-bouteille Vouvray et demi-bouteille Mâcon; demi-tasse avec ou sans petit verre de cognac.

Dîner.

Consommé au gluten granulé,
Caviar et œufs durs hachés,
Turbot sauce câpres (sans farine),
Salmis de bécasses,
Dinde à la chicorée,
Mayonnaise de homard,
Gâteau d'amandes douces au gluten,
Demi-bouteille de Barsac et demi-bouteille de Beaune.

QUATRIÈME JOURNÉE.

Exercice et travail.

Matin : une heure de gymnase et une heure d'escrime.
Après-midi : défoncer et retourner 200 mètres de terrain.

Déjeuner.

Huîtres,
Œufs pochés au jus,
Eperlans frits,
Côtelette de veau papillote,
Salade de volaille,
Fromage crème,
Demi-bouteille Kitterly, demi-bouteille Moulis, demi-tasse de café avec ou sans petit verre de cognac.

Dîner.

Consommé purée de gibier,
Beurre d'anchois,
Barbue sauce aux câpres (sans farine),
Filet de bœuf béarnaise,
Quartier de porc chicorée,
Cardons à la moelle,
Gelée au rhum,
Deux verres à madère de Xérès et une bouteille de Volnay.

CINQUIÈME JOURNÉE.

Exercice et travail.

Matin : suivre un bataillon de chasseurs à pied en promenade militaire.

Après-midi : aplatir avec la *demoiselle* des paveurs les 400 mètres du terrain retourné.

Déjeuner.

Mortadelle garnie,
Fricandeau aux laitues,
Poulet cresson,
Bœuf vinaigrette,
Chester, noix,
Demi-bouteille Meursault, demi-bouteille Pontet-Canet, demi-tasse de café avec ou sans petit verre de cognac.

Dîner.

Consommé à la semoule de gluten,
Olives farcies,
Filet de merlan au vin blanc,
Perdrix aux choux,
Cailles rôties à l'escarole,
Haricots verts à la crème,
Gâteaux d'amandes au gluten,
Demi-bouteille Barsac, demi-bouteille Ermitage rouge.

SIXIÈME JOURNÉE.

Exercice et travail.

Matin : aller à pied à Saint-Germain déjeuner au pavillon Henri IV.

Après-midi : charger et pousser, tout le long du jardin, quarante brouettées de terre.

Déjeuner.

Thon mariné,
Salmis de perdreaux,
Beefsteack au parmesan,
Salsifis frits,
Gruyère, pistaches,
Demi-bouteille Côte-Rôtie blanc, demi-bouteille Château-Larose, demi-tasse avec ou sans petit verre de cognac.

Dîner.

Consommé à la bisque,
Huîtres farcies,
Riz de veau aux morilles,
Côtelette d'agneau provençale,
Roastbeef chicorée,
Laitues aux œufs durs,
Chester, noisettes,
Demi-bouteille Sauterne, demi-bouteille Romanée.

SEPTIÈME JOURNÉE.

Exercice et travail.

Matin : une heure de gymnase et une heure d'escrime.

Après-midi : défoncer, retourner et puis aplatir 200 mètres de terrain.

Déjeuner.

Huîtres,
Matelote d'anguilles,
Cervelle beurre noir,
Côtelette de mouton cresson,
Mayonnaise de homard,
Camembert,
Demi-bouteille Meursault, demi-bouteille Saint-Émilion, demi-tasse.

Dîner.

Consommé à la purée de gibier,
Saucisson d'Arles, crevettes,
Turbot sauce câpre (sans farine),
Langue de bœuf sauce piquante,
Gigot présalé à la chicorée,
Salade de haricots verts et de choux-fleurs,
Gelée au rhum,
Demi-bouteille Ermitage blanc, demi-bouteille Corton.

HUITIÈME JOURNÉE.

Exercice et travail.

Matin : excursion aux buttes Chaumont et au parc de Montsouris.

Après-midi : élever dans le jardin avec de la terre rapportée une butte de 3 mètres de haut, 3 mètres de diamètre à la base et 1 mètre au sommet.

Déjeuner.

Saucisson, beurre,
Eperlans frits,
Tête de veau garnie,
Entre-côte au jus,
Choux de Bruxelles à la crème,
Fromage de Neufchâtel,
Demi-bouteille Preignac, demi-bouteille Pomard, demi-tasse de café.

Dîner.

Potage purée de truffes à la crème,
Olives, beurre d'anchois,
Truite saumonée sauce câpres (sans farine),
Salmis de bécasse,
Filet aux champignons,
Cardons à la moelle,
Stilton, pistaches,
Demi-bouteille Mont-Rachet, demi-bouteille Haut-Brion.

Je dois dire que tout d'abord le détail des menus, la nature variée des exercices et l'absence complète de médicaments me causèrent une surprise agréable. « A la bonne heure ! me dis-je ; voilà un médecin qui ne fait pas comme les autres : pas de gravité excessive; pas de pédantisme, pas de préjugés, et avec cela certainement un grand sens pratique, à en juger par le peu d'initiative qu'il laisse au malade et par la précision avec laquelle il le dirige ». Aussi je me promis bien de faire l'essai de cette nouvelle méthode avec tout le soin, toute la conscience dont j'étais capable.

Il ne faudrait pas croire cependant que l'exécution scrupuleuse de ce programme fût des plus aisées ; il y eut, ainsi que je le racontai au docteur, quelques petites difficultés ou des épisodes imprévus.

Première journée. — Rien d'important à noter, sauf qu'au moment où j'arrivai au haut des tours de Notre-Dame, un individu qui m'y avait précédé en descendait par un autre chemin et beaucoup plus vite qu'il n'est permis à notre pauvre nature humaine de le faire. Le gardien était désolé de cet accident et, craignant une série, ou l'effet de la contagion, il me surveillait de très près tandis que je regardais au bas la foule, figurée par un tas de billes noires grosses comme le poing. « Voilà le second de la semaine, me disait-il ; si ça continue, on fera fermer mon établissement, je veux dire que la police fera interdire au public l'accès des tours. Ce n'est pourtant pas ma faute s'il y a des gens qui sont las de la vie et qui cherchent à s'en défaire. Il est vrai qu'ils pourraient bien choisir la Seine, qui est bien plus accessible, sans compter qu'ils rendraient en même temps service aux gens qui les retireraient de l'eau. Et puis, il y a bien d'autres points élevés dans Paris : pourquoi ne pas choisir la colonne Vendôme, les tours de Saint-Sulpice, ou autres? »

Je le consolai de mon mieux à l'aide d'un bon pourboire... Le dîner néanmoins me parut moins appétissant que le déjeuner ; je pensais au malheureux qui avait fait l'ascension des tours avant moi, et probablement sans ordonnance.

Deuxième journée. — En arrivant à mon terrain vague pour faire mon heure de crocket, je constate sans étonnement que mes boules, mes maillets et mes arceaux ont disparu. J'avais oublié de les serrer, j'ai été puni de ma négligence. C'était par trop tentant pour les amateurs peu fortunés ! — L'après-midi, je n'ai pu défoncer que 150 mètres de terrain et encore en ne perdant pas une minute. Il faut dire qu'à Cambridge on ne m'a pas appris à manier la bêche.

Troisième journée. — Je me suis présenté chez

un marchand de bois pour fendre et scier, suivant le programme. On a eu beaucoup de peine à me prendre au sérieux, même quand j'ai déclaré que c'était par prescription du docteur. Le marchand m'a fait comprendre qu'il avait intérêt à scier à la vapeur et faire fendre par des gens du métier, et qu'à moins d'acheter une certaine quantité de bois au stère, je ne pourrai mettre à exécution cette partie de mon programme. Je suis rentré à l'hôtel pour faire part de mon embarras au propriétaire et lui demander s'il ne peut pas me fournir les moyens de faire ma tâche de l'après-midi. Nouvel échec ; ses provisions pour la saison prochaine ne sont pas encore faites. Notre vaillant Gladstone ne se serait pas découragé si vite sans doute ; mais moi qui n'ai pas eu le parc de Hawarden pour faire mon apprentissage et prendre gout à cet exercice, j'y renonce, et je me dédommage en allant faire avant le dîner une heure de crocket et une heure d'escrime.

Quatrième journée. — Mes forces et mon habileté ont augmenté, car j'ai pu défoncer très convenablement et à une profondeur suffisante les deux cents mètres prescrits. Mon voisin le maraîcher ne pourrait aujourd'hui que me faire des compliments sur la façon dont j'ai fait ma besogne.

Cinquième journée. — Suivi un bataillon de

chasseurs à pied depuis sa caserne dans le haut du faubourg Poissonnière jusqu'à Aubervilliers et retour. Le commandant n'a pas trouvé naturel qu'un monsieur ayant l'air d'un étranger passât sa matinée à suivre des soldats du côté des forts et il m'a fait demander, très poliment d'ailleurs, si j'avais qualité pour me mêler des affaires militaires de ce pays. J'ai exhibé un certificat du consul général constatant ma nationalité et établissant qu'on m'a prescrit ces courses à la suite des troupes pour faire de l'entraînement dans un but thérapeutique. J'ai payé, pendant la halte, un petit verre d'eau-de-vie à tous les clairons et j'ai eu une minute de popularité. Si je veux même devenir légendaire, je n'ai qu'à noter le numéro de ce bataillon et suivre celui-là de préférence dans mes marches forcées. — L'aplatissement de mon terrain avec la *demoiselle* n'a pas été aussi pénible que je l'aurais cru tout d'abord. Il est vrai que le cantonnier, à qui je prête ma cabane, m'avait choisi l'instrument le plus léger. Et puis mon nivellement ne donne pas trop l'aspect d'une chaussée bien macadamisée. Mais j'ai fait de mon mieux et ma conscience est en repos.

Sixième journée. — Charger quarante brouettées de terre et les promener autour de mon terrain, cela ne me paraissait que très peu de chose. Eh bien, j'ai calculé qu'avec toute la terre que j'ai transportée, j'aurais rempli ma chambre jusqu'à moitié de sa hauteur, et, comme marche, c'est comme si j'avais fait 4 kilomètres en poussant une brouette pleine, sans compter le temps et la peine pour la charger. Quand on a déjà été le matin à pied à Saint-Germain — il est vrai que la perspective du haut de la terrasse valait bien la course — on peut dire qu'on a eu une journée un peu chargée, sans jeu de mots.

Septième journée. — Les ampoules que m'a données mon travail de terrassement m'ont pas mal gêné pour mon gymnase et pour l'escrime. J'en suis venu à bout cependant; mais, l'après-midi, impossible de reprendre la bêche. J'ai remplacé ma tâche d'ouvrier terrassier par une promenade poussée jusqu'à Meudon par la rive gauche. Si j'y ai perdu comme travail manuel, j'y ai certainement gagné comme pittoresque.

Huitième journée. — Rencontré au parc de Montsouris un de mes compatriotes, chargé par le *Meteorologic Office* de Londres d'étudier l'organisation des stations météorologiques les plus importantes de France. Il a l'intention de quitter Paris dans une huitaine de jours, car il désire être à Clermont-Ferrand vers le 15 mai, et m'a vivement engagé à faire le voyage avec lui. En principe, je n'y ai pas vu d'impossibilité, puisque Vichy, qui est à très petite distance et sur la même route que Clermont-Ferrand, est une des stations les plus importantes de mon tour du monde abrégé. Mais ce traitement, que je viens de commencer, ne s'accommodera probablement pas d'une inconstance aussi notoire. Mon ami trouve mes scrupules exagérés, et pour achever de les vaincre il me promet de venir, quand il aura fini ses affaires au Puy-de-Dôme, passer huit ou dix jours à Vichy. A mon tour, je promets à moitié, me réservant de soumettre le cas au docteur. Quant à la butte que j'avais à élever, je ne suis arrivé qu'à faire un amas de terre informe ; c'est la faute de mes ampoules, qui ne guérissent pas aussi vite qu'elles devraient.

Je fus exact au rendez-vous que m'avait donné le docteur. Après le déjeuner, nous causâmes de ma situation, et après m'avoir montré, par l'analyse faite en ma présence, que j'étais à peu près guéri, je ne pus m'empêcher de lui dire que c'était vraiment merveilleux, au bout de si peu de temps.

— Mais non, cher monsieur, il n'y a là rien d'extraordinaire ; c'est tout simple et je m'attendais à ce résultat si toutes mes prescriptions étaient fidèlement suivies. Vous fabriquiez du sucre, n'est-ce pas ? et, de plus, vous l'emmagasiniez, vous ne le consommiez pas. Eh bien, j'ai commencé par supprimer complètement les matériaux avec lesquels vous le produisiez (tous les aliments qui contiennent du sucre ou de la fécule), et puis, par un exercice forcé, mais régulier, j'ai aidé votre organisme à se débarrasser de celui dont il était imprégné, encombré, empoisonné. Et vous voilà maintenant à peu près net. Encore huit jours de ce traitement et vous serez en aussi bon état de ce côté que votre médecin.

— Mais savez-vous, docteur, que l'exercice et le travail que vous m'imposez sont un peu durs pour un novice tel que moi et avec la température qui règne déjà. Croyez-vous que je ne pourrais pas conserver l'amélioration acquise, en suivant votre régime scrupuleusement et en marchant beaucoup, mais sans travaux de terrassement ou autres?

— Marcher beaucoup n'est pas suffisant pour moi en fait d'exercice; il me faut aussi du travail. Cependant, vous pouvez, à la rigueur, essayer ce traitement atténué, mais à la condition de faire vérifier tous les jours ou tous les deux jours si votre situation s'améliore ou empire.

— Encore une question, docteur. Mon médecin de Londres, en qui j'ai grande confiance, m'avait engagé à essayer d'une saison à Vichy, et comme j'ai rencontré un de mes amis qui va dans cette direction et qui viendrait m'y rejoindre, croyez-vous que trois ou quatre semaines de ces eaux me feraient du bien ?

— Vous êtes certainement dans de bonnes conditions pour bénéficier d'un traitement par les eaux de Vichy et, tout en regrettant de ne pas suivre jusqu'au bout une cure que j'avais si bien commencée et dont le succès définitif n'était pas douteux, je ne vois rien qui puisse s'opposer à ce que vous suiviez le conseil de votre médecin de Londres.

— D'ailleurs, docteur, comme Paris me plaît beaucoup, maintenant que je sais quelles merveilles vous faites, je viendrai me remettre entre vos mains, si Vichy n'achève pas ce que vous avez presque accompli.

Le même jour, je dînai avec mon ami du Meteorologic Office, en compagnie d'un secrétaire d'ambassade et d'un attaché militaire, et, à partir de ce moment, je fus forcé, par les relations que je venais de faire, de dîner presque tous les jours dans le monde, avec tous les inconvénients qui en résultent, excitation, veilles prolongées, insomnies, fatigues de l'estomac et ingestion de toute sorte d'aliments interdits ; sans compter que, n'étant plus astreint à un programme, mon exercice se bornait à d'assez longues promenades, quand j'en avais le temps, et un peu d'escrime quand j'y pensais. Aussi, quand je quittai Paris pour Vichy, le 2 juin, j'étais plutôt moins bien qu'avant de commencer ce traitement, qui m'avait si bien réussi.

En somme, avec moins d'inconstance et moins de précipitation à quitter Paris, j'aurais pu arriver à un résultat inespéré, peut-être une guérison complète. J'aurais certainement insisté davantage, si le docteur P*** ne m'avait déroulé d'avance le tableau de ces stations qui pouvaient aussi me faire grand bien et dont j'avais hâte de faire la connaissance, afin de choisir parmi tous ces moyens de guérison celui qui s'offrirait à moi avec le plus d'attraits, tout en me présentant autant de chance d'efficacité.

Enfin, si je n'avais pas mieux profité de Paris pour ma santé, bien par ma faute, du moins j'avais la satisfaction de pouvoir écrire au docteur P*** que je m'étais tiré sain et sauf des griffes de cette sirène et que mon voyage thérapeutique suivrait un cours aussi régulier que le fameux traitement de huit jours de son confrère parisien.

CHAPITRE V.

VOYAGE EN FRANCE A LA RECHERCHE DE LA SANTÉ (SUITE).

2° Vichy.

A Saint-Germain-des-Fossés, un monsieur convenablement mis, mais ayant plutôt l'air d'un commerçant que d'un voyageur sérieux, monta dans mon compartiment, que venait de quitter mon ami, et dès que le train se remit en marche, il me demanda si j'avais fait choix d'un hôtel, car il en avait un excellent à me recommander. Je lui répondis que j'avais choisi parmi ceux que m'avait indiqués le Murray et que j'avais fait arrêter une chambre à l'*Hôtel de la Reine Victoria*. Mon inconnu, comprenant qu'il avait peut-être un peu brusqué les choses, n'insista pas pour le moment ; mais peu après, à propos de table d'hôte, il me prévint qu'à Vichy il ne fallait pas toujours juger de la table d'hôte d'après les apparences extérieures, mais que celle de l'hôtel ***, qu'il prenait la liberté de m'indiquer... Je l'interrompis aussitôt d'une façon telle qu'il n'osa plus insister, et, à partir de ce moment jusqu'à Vichy, c'est-à-dire pendant à peine cinq à six minutes, je feignis d'être très absorbé par la lecture de mon journal.

Je compris que j'avais eu affaire à un *detective* envoyé par certains hôteliers à la recherche des clients assez naïfs pour se laisser prendre à des ruses aussi dénuées d'artifice.

J'arrivai à l'hôtel vers huit heures et demie du soir : le temps de me débarrasser de la poussière de la route et de faire une légère collation, il était déjà dix heures. J'essayai de lire les journaux étalés sur la table du salon de l'hôtel, mais je sentis le sommeil me gagner : toute résistance fut inutile ; je rentrai dans ma chambre et ne tardai pas à m'endormir profondément.

Le lendemain matin je fus réveillé par un bruit étourdissant de grosse-caisse et de cuivres. Comme je n'étais pas un étranger d'assez haute distinction pour recevoir une aubade officielle, je pensai que c'était la musique d'un cirque quelconque qui parcourait la ville, annonçant probablement la représentation du soir. Le bruit parut s'éloigner, puis, quelques minutes après, reparut aussi intense qu'auparavant. Je finis, en mettant le nez à la fenêtre, par comprendre qu'il s'agissait d'un vrai concert donné en plein air sous les arbres du parc qui s'étendait devant l'hôtel.

La perspective d'être réveillé tous les matins par une musique aussi bruyante ne me parut pas des plus réjouissantes et je me disposai à chercher un hôtel où l'on pût dormir le matin sans avoir à craindre les indiscrétions de la musique. Le propriétaire, à qui je tins à faire connaître le motif de mon départ précipité, me fit remarquer qu'au lieu de considérer cela comme un inconvénient, je devais y voir un avantage, attendu que, la vie à Vichy commençant de très bonne heure, c'était très heureux d'avoir sous les fenêtres un réveille-matin qui, sous forme de mélodies dansantes, vous avertit qu'à l'heure où il commence à se faire entendre il n'y a plus que les paresseux ou les gens très malades qui ne soient pas encore levés.

— Mais alors, lui dis-je, que fait-on le matin?

— D'abord, monsieur, je dois vous prévenir que, dans tous les hôtels, le déjeuner a lieu à dix heures.

— J'avais donc encore une demi-heure à rester dans mon lit, et votre musique a été en avance.

— Mais non, monsieur; c'est à peine si la matinée suffit pour tout ce qu'on a à faire quand on vient à Vichy pour se soigner, ce qui est peut-être votre cas, monsieur.

— Parfaitement.

— Eh bien, monsieur, le traitement se fait surtout le matin : il faut aller se baigner, il faut aller boire aux sources, puis boire une seconde dose au bout d'un certain temps, quelquefois une troisième dose, cela dépend des cas et des médecins ; il y en a qui font boire peu, d'autres beaucoup ; d'ailleurs votre docteur vous fixera mieux que moi sur l'emploi de votre temps. Il y a aussi la visite du médecin, qui se fait généralement le matin. En moyenne donc, monsieur, on se lève à peu près à sept heures.

— Il est évident que si l'on a tout cela à faire avant le déjeuner, ce n'est pas trop de se lever avant que le concert réveille en sursaut les retardataires. Puisqu'il en est ainsi, je n'ai plus de raison pour chercher un hôtel plus isolé : je vois bien que dorénavant je n'entendrai plus vos cuivres de mon lit.

Je me trouvai, à déjeuner, à un bout de la grande table, et la conversation ne tarda pas à devenir générale, par groupes. De mon côté elle s'établit entre une dizaine ou douzaine de personnes qui s'égayaient fort aux dépens des médecins, et naturellement c'étaient ceux de Vichy qui étaient pour le moment sur la sellette.

— Vous ne prenez pas de carottes?

— Non, le docteur m'a dit que ça contient du sucre.

— Vous êtes donc diabétique?

— Oui, et vous aussi, je vois, ainsi que monsieur qui est à côté de moi, et enfin monsieur (me désignant), qui est arrivé hier soir. Nous voilà donc quatre diabétiques sur une douzaine environ de baigneurs dans ce coin. Ah! et à quelle source buvez-vous?

— A la Grande-Grille. Et vous?

— A Lardy. Et vous, monsieur?

— Aux Célestins.

— A merveille! trois médecins, trois avis différents. Après cela, fiez-vous à eux.

— Figurez-vous que l'autre jour, dit un de ces messieurs, un secrétaire d'ambassade, je demande au docteur si je puis prendre des douches : « Gardez-vous-en bien », me répondit-il. Aujourd'hui, dès qu'il m'aperçoit, il me demande comment je me trouve de mes douches! En voilà un impair! Vous voyez d'ici...

— Eh bien, interrompit un substitut, qu'est-ce que vous lui avez répondu?

— Ma foi, j'ai été tellement abasourdi, que je lui

ai répondu tout bêtement qu'il me les avait interdites. « Ah ! c'est juste, c'est juste, m'a-t-il répliqué : je vous prenais pour le comte Baratoff, qui est à l'*Hôtel des Empereurs*, et à qui je les avais conseillées. »

— Pas maladroit cela, dit le substitut.

— Croyez-vous qu'il y ait un comte Baratoff à l'*Hôtel des Empereurs?* demanda le chef de cabinet d'un ministre.

— Ma foi, je n'en sais rien..., mais ça fait bien.

— Mon médecin à moi a fait mieux que cela, dit un quatrième personnage, auditeur à la Cour des comptes, je crois.

— Quoi donc? demandèrent en chœur cinq ou six voisins.

— Il a failli me tuer !

— C'était son droit, puisqu'il est médecin, répondit le substitut.

— Et quelle était l'ordonnance homicide? demanda le chef de cabinet.

— Le plus joli, c'est que ce n'est pas avec une ordonnance.

— Alors il tombait sous le coup de la loi, répliqua le substitut. Et le moyen?

— Eh bien, avec son coupé, qui m'est presque passé sur le corps.

— Mais aussi, mon cher, dit le secrétaire d'ambassade, vous êtes tellement distrait, que, pour vous forcer à remarquer qu'il a un coupé, le docteur a été obligé de vous le faire passer sur le corps.

— J'aurais eu tort, me dis-je, de quitter cet hôtel, car il me semble qu'on ne doit pas s'y ennuyer.

J'avais l'intention de prier le médecin auquel m'avait recommandé mon ami le docteur P***, de passer chez moi. Réflexion faite, j'aimai mieux, après le déjeuner, me rendre chez lui pour avoir l'occasion de faire un peu connaissance avec le pays.

Tout en me promenant, je trouvai à proposer au docteur une combinaison qui me parut fort ingénieuse et me sembla concilier on ne peut mieux ses intérêts avec les miens.

Une demi-heure après, le colloque suivant s'engageait entre le docteur et moi :

— Docteur, vous avez devant vous un diabétique, dûment constaté comme tel et même légalisé, si vous voulez, par une foule d'autorités compétentes. Vous pourrez vérifier le fait par vous-même, puisque c'est l'usage, mais vous n'y changerez rien. Donc, j'ai le diabète, et même un diabète très prononcé et très enraciné. On m'a vanté de droite et de gauche l'efficacité des eaux de Vichy et, bien qu'il n'y ait pas unanimité, paraît-il, là-dessus — quelle est la question d'ailleurs sur laquelle il n'y a pas de dissidences? — il suffit qu'elles m'aient été recommandées par mon ami le docteur P***, de Londres, pour que j'aie la plus grande confiance dans leurs vertus. Voici donc, docteur, le marché que je vous propose. Quand j'ai quitté Paris, j'avais cinquante grammes de sucre par litre : c'est très probablement à peu près ce que je dois avoir aujourd'hui. Eh bien, je m'engage à vous offrir comme honoraires autant de fois vingt francs que j'aurai perdu de grammes au moment de mon départ... Vous souriez....; peut-être même trouvez-vous ma proposition saugrenue. Notez que si je vous la fais, ce n'est pas par calcul, ce n'est pas pour stimuler votre zèle : je croirais vous offenser si c'était là ma pensée; non, c'est une idée à moi, une bizarrerie, si vous voulez; appelez même cela de l'excentricité, puisqu'il est convenu que nous, Anglais, nous ne savons pas faire les choses sans une certaine dose d'excentricité, je ne m'en formaliserai pas du tout, mais j'y tiens.

— Cher monsieur, comme c'est l'intention qu'il faut considérer et non le fait en lui-même, je ne me scandalise pas de votre proposition, mais je ne puis l'accepter. Je ne traite pas à forfait. Et puis, permettez-moi de vous dire que, si j'acceptais, vous feriez un marché de dupe, bien que les apparences soient en votre faveur...

— Il me semble cependant...

— Vous allez comprendre pourquoi. Rien n'est plus facile, dans la grande majorité des cas, que de faire baisser la quantité de sucre, et même assez rapidement, surtout si on s'occupe plus de la maladie que du malade : c'est souvent une question d'énergie dans le traitement, ou toute autre condition. Mais rien n'est difficile comme de conserver cette amélioration quand on n'a plus l'aide puissante du traitement thermal. Or, supposez que j'arrive au bout de trois ou quatre semaines à vous faire descendre à quinze ou même peut-être à cinq ou six grammes, et que six ou huit semaines plus tard vous soyez remonté à quarante ou même à cinquante grammes, vous trouveriez-vous bien avancé? Seriez-vous bien satisfait, et n'auriez-vous pas infiniment raison de regretter votre marché?... Eh bien, c'est ce qui arriverait presque infailliblement si je vous prenais au mot et si je ne considérais que mon intérêt et non le vôtre. Vous voyez donc que je ne puis accepter votre marché.

— Alors, docteur, vous avez la prétention d'obtenir un effet durable?

— Mais certainement; j'y compte, pour peu que vous m'aidiez et je ne vous demanderai que des choses très raisonnables. Je suppose que vous les exécuterez fidèlement.

— Vous m'avez tout le premier, docteur, donné l'exemple du scrupule et de la conscience ; c'est donc bien le moins que je vous écoute avec le même scrupule et la même conscience. Seulement, je ne vous dissimulerai pas que j'ai quelques doutes sur la persistance des bons résultats que vous comptez obtenir.

— Mais pourquoi cela, monsieur ?

— C'est l'expérience qui me fait parler ainsi.

— Je vois, monsieur, que vous raisonnez comme la plupart des malades : chacun invoque ce qu'il appelle « son expérience », qui se réduit à ce qu'il a observé très superficiellement sur lui-même et encore plus superficiellement sur trois ou quatre autres personnes avec qui on aura échangé quelques phrases, et vous oubliez que quand le médecin parle de son expérience... mais à quoi bon insister sur une chose si évidente... Votre expérience, disiez-vous, vous a appris...

— Que la plupart des traitements qu'on a déjà employés contre ma maladie ont très bien réussi pendant huit ou quinze jours ; mais après, bonsoir : l'amélioration obtenue diminuait, diminuait insensiblement et au bout de peu de temps c'était à recommencer. Ainsi, tenez, il n'y a pas beaucoup plus d'un mois, j'ai fait à Paris, sous la direction du docteur ***, un traitement très énergique, alimentation très sévère, aidée d'un exercice et d'un travail assez pénibles — il fallait défoncer des terrains incultes, monter aux tours de Notre-Dame...

— Oui, je connais, et suivre les chasseurs de Vincennes au pas gymnastique... Eh bien?

— Eh bien, succès magnifique : au bout de huit jours, presque plus de sucre. Huit jours plus tard, j'étais revenu au même point qu'auparavant; tout était à recommencer : l'ascension des tours Notre-Dame, gagner mes cent vingt-cinq grammes de pain de gluten quotidien à la sueur de mon front, etc.

— Mais je sais bien pourquoi vous êtes retombé aussi diabétique que devant; cela tient à deux causes : d'abord à ce que vous avez cessé brusquement le traitement, et sans l'avoir même suivi assez longtemps ; et ensuite parce que ce traitement ne pouvait pas modifier assez profondément votre organisme pour produire des résultats durables.

— Mais l'eau de Vichy est aussi un traitement comme un autre.

— C'est peut-être un traitement comme un autre, mais non pas comme les autres. Le dernier que vous avez suivi supprimait les matériaux avec lesquels vous fabriquiez du sucre, mais votre organisme n'en conservait pas moins sa fâcheuse disposition à en faire, pour peu qu'on lui en fournît les éléments : aussi, au moindre écart, à la moindre infraction au régime, il se remettait obstinément à sa fabrication vicieuse. Ici, écoutez-moi bien...

— Je n'en perds pas un mot, docteur.

— Ici, nous allons suivre une autre méthode. D'abord il faudra, tout naturellement, tâcher de fournir à votre corps le moins de matériaux pour cette fâcheuse fabrication. Mais, en même temps, nous nous efforcerons de lui faire perdre cette habitude, nous le corrigerons, nous l'amenderons ; et cela, nous y arriverons en modifiant l'état du sang, par l'intermédiaire duquel tout se fait, ce qui est bon comme ce qui est mauvais. Et quand nous aurons réussi à changer l'état du sang et par suite de tout le corps, vous aurez un organisme pareil à celui de tous ceux qui ne sont pas diabétiques.

— Mais alors, je n'aurai plus besoin de suivre un régime aussi rigoureux ?

— Sans doute, mais ce résultat ne sera pas atteint immédiatement. On n'arrive pas à modifier profondément un organisme affecté d'un vice aussi invétéré que le vôtre, dans l'espace de huit à dix jours.

— Le temps m'importe peu, docteur : qu'il faille

dix jours, vingt jours, trente jours, cela m'est égal, pourvu que vous y arriviez. Mais expliquez-moi donc comment cette eau de Vichy agit sur le sang, comment elle le modifie, quel rapport cela a avec le diabète.

— Ici, monsieur, vous m'en demandez trop : je vous dirai en toute sécurité que nous ne savons pas grand'chose de bien positif sur cette question.

— Vous vous rendez cependant bien compte de l'effet que l'eau de Vichy peut produire sur le sang.

— Oui, sans doute, nous avons des théories, et chacune est appuyée par des faits. Mais la plus vraisemblable n'explique pas tout. Ce qui est certain, c'est l'expérience, non pas seulement de moi, mais de M. Pierre, de M. Paul, de M. Jean, de cent autres, chacun ayant observé, et observé avec tous les éléments de garantie, quantité de malades.

— Très bien, docteur, très bien ; d'ailleurs je ne tiens pas plus que cela aux théories. Cependant, permettez-moi encore une question.

— Dix, si vous voulez.

— Admettez-vous que le diabète puisse tenir au système nerveux ?

— Mais certainement. Bien que nous ne soyons pas encore complètement édifiés sur la nature de cette maladie, cependant nous admettons que le plus souvent elle est d'origine nerveuse.

— Alors, puisque l'eau de Vichy, disiez-vous tout à l'heure, agit principalement sur le sang, elle n'influence peut-être pas beaucoup le système nerveux.

— Pour influencer le système nerveux, on commence par s'occuper du sang. Le système nerveux est comme toutes les autres parties de l'organisme: il vit et agit selon la nature des matériaux que le sang lui apporte. Vous voyez donc...

— Je vois parfaitement, docteur, que vous avez raison, que le docteur P*** a eu également raison de m'adresser à vous, et enfin que Vichy n'aura pas de peine à justifier, au moins médicalement, le titre d'*Eden des diabétiques* que mon ami lui avait donné et par lequel, je ne vous le cacherai pas, j'avais été quelque peu alléché. Mais au fait, à propos d'éden, songeons un peu au côté matériel. Comment vit-on ici, docteur?

— Comme on veut, ou bien comme on peut; généralement trop bien.

— Alors vous me conseilleriez plutôt de faire maigre chère.

— Pas précisément, mais de suivre un régime restreint, c'est-à-dire de vous abstenir de tout ce qui vous a été indiqué comme nuisible.

— Oui, je sais, il ne faut pas apporter de matières premières à la fabrique.

— Sans doute, vous le savez, et, à Paris, vous avez pu le mettre rigoureusement en pratique grâce à des circonstances exceptionnelles : vous étiez seul, vous vous étiez fait en quelque sorte un point d'honneur de cela... Ici, vous vivez à table d'hôte, et à une table d'hôte généralement très confortable, et je vous prie de croire que l'hygiène alimentaire est la moindre des préoccupations de nos maîtres d'hôtel. Cependant, en choisissant avec discernement, vous pourrez concilier les exigences de votre estomac avec celles de votre maladie.

— Mais comment se fait-il que dans une ville d'eaux, la première de France, m'a-t-on dit...

— Et de beaucoup la première...

— On ne puisse pas avoir des tables d'hôte où l'on tienne compte des exigences des maladies?

— Et de maladies, pourriez-vous ajouter, où l'hygiène alimentaire joue pourtant un rôle capital... Cela tient à ce que les hôteliers ne comprennent peut-être pas ou comprennent mal leurs vrais intérêts. Ils tiennent avant tout à éblouir leurs pensionnaires : dans leurs clients ils ne voient pas des malades, mais des gens qui payent dix, quinze, vingt francs par jour et à qui il faut en donner pour leur argent. Ils craignent que si les menus ne sont pas très abondants, le client ne trouve la note un peu chargée. Notre devoir, disent-ils, est de fournir ample pâture à l'ensemble de nos pensionnaires : c'est à eux ensuite à demander à leur médecin dans quelle mesure ils peuvent faire honneur à notre table.

— Mais, puisque la catégorie de malades à laquelle j'appartiens a besoin d'un régime tout spécial, ne pourrait-on pas obtenir des hôteliers qu'ils fassent une table particulière pour nous?

— Ah bien oui! ils vous répondront que s'ils faisaient une table particulière pour les diabétiques, ceux qui se soignent pour le foie en demanderaient une aussi ; ceux qui viennent pour leur estomac, également ; les goutteux, les gravelleux exigeraient semblable condescendance..... Vous voyez, on n'en finirait pas, et alors, adieu le superbe coup d'œil de cette table de soixante, cent, cent cinquante couverts... sans compter que ce serait moins lucratif pour ces messieurs.

— Alors, docteur, on ne peut rien changer à cet état de choses ?

— Evidemment, il y aurait de l'exagération à réclamer une table particulière pour chaque catégorie de malades ; mais avec un peu plus de bonne volonté et de discernement d'un côté, un peu moins de gourmandise et d'insouciance de l'autre, on arriverait peut-être à établir un *modus vivendi* (c'est le cas de le dire) assez acceptable. Enfin, monsieur, vous me paraissez avoir assez l'expérience du régime qui vous convient : tout ce que je puis ajouter, c'est que plus vous le suivrez rigoureusement, mieux vous seconderez l'effet du traitement thermal.

— Sous ce rapport, docteur, vous pouvez compter que je vous aiderai très sérieusement, d'abord parce que je tiens essentiellement à profiter le mieux possible de mon séjour ici et ensuite parce qu'en réalité je ne trouve pas que mon régime soit aussi difficile à suivre qu'on le dit. Voilà donc un côté de la vie matérielle réglé. Mais manger n'est pas tout : manger ne prend guère que deux heures par jour, et en admettant que j'en consacre neuf au sommeil, ce qui est plus que suffisant, il me reste treize heures à dépenser.

— La matinée, il n'y a pas à s'en occuper : vous vous levez à six heures et demie, sept heures au plus tard ; vous vous baignez, vous allez boire à plusieurs reprises pendant le concert du matin...

— Ah ! oui, je le connais, votre concert : il m'a réveillé ce matin... Vous êtes bien sûr que c'est un concert, docteur ?

— Mais certainement, c'est un concert, et auquel même nous attachons la plus grande importance : il est destiné à favoriser l'effet du bain et à faire digérer l'eau.

— S'il est aussi sérieux que cela, docteur, je ne me permettrai pas d'en plaisanter : dès l'instant que c'est un médicament prescrit à tous les baigneurs, il est désormais sacré pour moi et je ne manquerai pas de le prendre... je veux dire de l'écouter.

— Il est du reste facile à digérer... non (qu'est-ce que je dis?)... à écouter : des airs de danse presque tout le temps, entrecoupés de quelque ouverture. Parfois il s'y glisse timidement un fragment de musique classique... Ne vous en occupez pas : c'est un morceau dont on fait une répétition en vue du concert de l'après-midi ou de celui du soir.

— Comment ! il y a donc trois concerts par jour !

— Au moins deux très régulièrement, souvent trois.

— Les deux autres, docteur, sont-ils également un peu médicinaux, et à ce titre obligatoires ?

— Nullement. L'un est pour rompre la monotonie de l'après-midi, qui, sans cela, pourrait paraître un peu longue ; songez donc, cinq heures depuis après le déjeuner jusqu'à l'heure à laquelle on recommence à boire aux sources ! L'autre est destiné aux personnes qui, pour une raison ou pour une autre, n'aiment pas ou ne peuvent pas assister aux représentations théâtrales.

— Très bien, c'est parfaitement bien compris. Mais voyons un peu, nous avons disposé de la matinée jusqu'à l'heure du déjeuner.

— Eh bien, après le déjeuner, vous prenez une demi-tasse, autant que possible en plein air; vous lisez les journaux, toujours en plein air; à la rigueur, vous pouvez aller au Casino faire une partie de billard, quoique ce ne soit pas en plein air. Puis, vers deux heures, vous allez faire une heure d'escrime; vous venez entendre un peu de musique au parc et, sur les dernières notes, vous vous dirigez vers les sources. Et en voilà jusqu'au dîner.

— Et après le dîner?

— Pas de demi-tasse, pas de journaux; promenade à pied ou à cheval d'une heure ou deux : sans être extrêmement pittoresques, les environs de Vichy ne sont pas non plus absolument dénués d'intérêt. Quelques morceaux de musique vers les huit heures et demie, ou, à la grande rigueur, une toute petite pièce, et vers les dix heures la retraite.

— C'est presque aussi sévère que la règle d'un cloître, docteur.

— D'un cloître du dix-huitième siècle, alors;

enfin, c'est tout ce que je puis vous permettre, et j'y tiens.

— Puisque vous y tenez, docteur, on s'y conformera... Mais, au prix d'une docilité exemplaire, le succès est-il au moins garanti?

— Vous êtes dans de si bonnes conditions pour bénéficier de la cure, qu'on peut, sans se compromettre, vous garantir le succès.

Là-dessus, le docteur me donna par écrit la manière de suivre mon traitement thermal et me dit:

— Vous verrez dans huit jours, d'après le résultat que nous aurons déjà obtenu, que je ne me serai pas trop avancé. Il faut malgré cela, vous le comprenez, que je vous voie au moins une fois d'ici là, afin de bien me rendre compte du premier effet des eaux sur votre organisme.

— Soyez tranquille à ce sujet, docteur : à la première dose d'eau qui passe mal, j'accours vous la mettre sur la conscience.

Le docteur ne m'avait pas vanté Vichy, ni comme ville, ni comme environs. En y réfléchissant, je m'en rendis parfaitement compte : pour lui, Vichy était une ville où, pendant quatre à cinq mois, il était accablé de travail, ennuyé par des gens généralement très exigeants, et pas toujours, paraît-il, en raison des honoraires ; une ville dont il jouissait à peine, enfermé qu'il était dans son cabinet de consultation ou en tournée chez les clients. Et, quant aux environs, il devait les avoir probablement bien rebattus lors de ses débuts dans la clientèle, alors que les loisirs abondaient. Pour moi, je fus tout simplement enchanté, non pas, comme on pourrait le croire, par la quantité de compatriotes que j'y remarquai, car, durant cette saison, je n'y rencontrai (chose assez bizarre) pas une seule personne de connaissance, mais par l'entrain et l'animation qui y régnaient, par la diversité des figures, par tout ce qui rend la vie facile et agréable. J'ai parcouru depuis bien des villes d'eau ; je ne me rappelle pas en avoir vu une seule qui réunît au même degré que Vichy tout ce qui peut distraire un malade, ou même un simple amateur, et lui faire oublier la monotonie du traitement thermal. Ces concerts que j'avais tout d'abord traités un peu légèrement, me parurent, à mesure que je pus mieux les apprécier, très bien combinés chacun pour le moment de la journée où ils avaient lieu, et aussi bien composés qu'exécutés. Quant au théâtre, qui, tous les soirs, pendant quatre mois, et sans arrêter, donne une représentation, avec un répertoire des plus variés, embrassant tous les genres, cela me fit l'effet d'un vrai tour de force. Enfin, je ne sais si on pourrait faire pour les baigneurs plus qu'on n'a fait à Vichy; mais, tout ce que je sais, c'est qu'à ma première saison je ne trouvai rien qui laissât à désirer.

Si je fus satisfait de Vichy comme séjour, je ne le fus pas moins du traitement, car, au bout de huit jours, j'avais déjà obtenu un fort joli résultat, que je m'empressai de venir communiquer au docteur.

— Il y a quatre jours, docteur, je n'étais pas très content de vos eaux, il me semblait que ça ne marchait pas comme je voulais. Vous m'avez rassuré en me disant que c'était le premier effet du traitement thermal, et vous m'avez promis que le résultat définitif n'en serait nullement changé. Je viens vous annoncer que vous commencez à avoir raison.

— J'en étais bien sûr d'avance, et il n'y a pas grand mérite dans ces cas à être bon prophète : plus on change de malade, et plus c'est la même chose, à condition, bien entendu, que l'on tienne compte des différences présentées par chaque cas. Quel chiffre a donné l'analyse de ce matin ?

— Diminution de moitié.

— Eh bien, puisque la prophétie me réussit, je vais vous annoncer pour dans huit jours encore une diminution de moitié.

— Alors, il ne restera plus rien.

— Pardon, vous ne m'avez pas compris : j'ai dit une diminution de moitié ; mais, bien entendu, c'est sur le chiffre d'aujourd'hui.

— Ah ! très bien : je me contente tout de même de votre interprétation, car enfin, au bout de quelques semaines, en diminuant de moitié chaque fois, j'arriverai bientôt à 0.

— Voilà ce qui s'appelle mal déduit mathématiquement : en effet, supposez n'importe quelle quantité et prenez-en d'abord la moitié, puis la moitié d'une de ces moitiés, et ainsi de suite : il vous restera toujours une partie de cette quantité dont vous pourrez prendre la moitié, et cela à l'infini.

— Sans doute, mais il vient un moment où ce qui reste représente une si faible quantité qu'on peut la négliger.

— Arithmétiquement, en effet, elle peut n'avoir plus grande valeur ; dans le cas qui vous concerne, c'est autre chose : cette dernière moitié, cette dernière parcelle représente la partie en quelque sorte réfractaire de votre maladie, et celle-là, cette racine, si on pouvait l'appeler ainsi, ne sera pas commode à extirper.

— Je vois que vous ne voulez pas trop me promettre, docteur ; mais j'ai bonne confiance et je devine déjà que le résultat dépassera mes espérances.

— De toute façon, je suis certain que vous aurez lieu d'être satisfait.

— A propos, docteur, j'ai commis une peccadille, et si je vous en parle, c'est uniquement parce que je tiens à vous rendre compte de tout, même des choses les plus insignifiantes, parce que ce qui est sans importance à nos yeux incompétents peut en avoir beaucoup pour vous.

— Cela arrive souvent en effet. Et cette peccadille?

— Je me suis laissé entraîner par un de mes voisins de table à aller boire à sa source et à faire ainsi toute une après-midi infidélité à la mienne. Il m'assurait d'ailleurs, fort de son expérience de buveur qui en est à sa seconde saison, que cela ne faisait rien, que toutes les sources se ressemblent, etc., etc. Je vous dirai même que, toujours sur son conseil, j'en ai bu près du double de ma dose habituelle. Mon voisin prétend qu'un peu plus ou un peu moins, c'est assez indifférent.

— Quelle est la profession de votre voisin?

— Je crois qu'il est substitut.

— Eh bien, demandez-lui s'il croit que son médecin serait apte à juger des questions de jurisprudence sans avoir passé par les études préliminaires au bout desquelles on vous confère le droit de discuter légalement ces questions.

— Oui, je comprends bien, docteur, et vous avez cent fois raison. Oui, il est évident que, puisque l'eau minérale contient des principes actifs, c'est un vrai médicament, et il ne peut pas être indifférent d'en prendre peu ou beaucoup.

— Vous sentez ces choses-là aujourd'hui ; mais pourquoi donc hier n'aviez-vous pas la même opinion ?

— Que voulez-vous, docteur, ce substitut jongle si bien avec la raison, que le plus convaincu, comme moi par exemple, se laisse ébranler.

— Eh bien, ne manquez pas de lui dire que, s'il tient à ajouter à sa profession celle de donneur de consultations, il devrait les faire payer plus cher, car, si tout ce qui est rare est cher, des consultations médicales de substitut devraient valoir...

— Allons, docteur, ne l'accablez pas ; je suis sûr qu'il n'y attache pas la moindre importance.

— Pas plus, évidemment, qu'aux accidents qu'il pourrait provoquer par une intervention intempestive. Il ne se passe pas d'année sans que quelque buveur soit emporté, dans les vingt-quatre ou quarante-huit heures, par une congestion cérébrale ou une apoplexie, à la suite d'excès d'eau minérale. Oui, il y en a qui mettent leur amour-propre à faire des tours de force de ce genre... Mais leur triomphe n'est pas toujours de longue durée.

— Comment ! une imprudence de cette espèce peut donc avoir des conséquences aussi graves ?

— Eh ! sans doute. Croyez-vous qu'il soit indifférent de boire de telle ou telle source ? Croyez-vous qu'elles se ressemblent assez pour qu'on puisse toujours remplacer impunément l'une par l'autre ? Il y en a qui contiennent du fer, d'autres n'en contiennent pas ; les unes sont chaudes, les autres sont froides ; certaines ont beaucoup de gaz carbonique, d'autres bien moins ; et ainsi de suite. Il va de soi que ces diversités de composition entraînent des effets physiologiques différents, et naturellement des applications variées dans le traitement des maladies.

— Enfin, docteur, votre station est une vraie petite pharmacie : il y a, m'avez-vous dit, à peu près une douzaine de sources, et comme chacune sans doute a des propriétés particulières, cela vous met entre les mains une douzaine de médicaments ou de médications différentes.

— Sans compter qu'en combinant chacune avec une autre, nous pouvons encore singulièrement augmenter nos ressources. Mais nous réservons cela pour les cas difficiles ou les clients exigeants, et vous ne rentrez d'aucune manière dans ces cas-là.

— Pardon, docteur, si mon cas n'est pas difficile, ce que j'ignore, je puis vous assurer que je suis exigeant, très exigeant même de mon médecin : ainsi, j'exige une cure magnifique.

— Alors, attendons la fin.

J'avais promis au docteur de seconder le traitement thermal par un régime aussi rigoureux que possible, et j'étais parfaitement sincère à ce moment. Dans l'application, ce ne fut pas aussi aisé que je l'aurais cru ; j'avais beau faire un choix aussi scrupuleux que possible, je n'arrivais pas à me priver complètement de ce que je savais m'être interdit. Sauf ces très légères infractions, la plupart du temps involontaires, je suivais très rigoureusement les prescriptions du docteur, et j'avais plaisir à les suivre, d'abord parce que je sentais bien que cela me réussissait à merveille, ainsi que me le démontrait l'amélioration successive de tous les symptômes dont je me plaignais au début du traitement, et aussi parce que j'aimais le séjour de cette ville, qui m'offrait l'animation et l'élégance d'une grande ville avec la populace en moins, ainsi que toutes les distractions que j'aurais recherchées à Paris ou à Londres et qui ne me tentaient plus dans cette cité thermale.

Il est certain qu'on subit un peu et même beaucoup, sans guère s'en douter, l'influence du milieu dans lequel on vit; avec cette préoccupation de bains et de douches à prendre, de doses déterminées d'eau à boire, de résultats espérés à atteindre, avec cette fréquentation constante de gens qui pensent aux mêmes choses que vous, qui vous entretiennent tout le temps de leurs misères, des effets des eaux, des cures merveilleuses qu'elles produisent, on n'a plus les mêmes idées que dans tel autre endroit où il n'est question que de plaisirs, où c'est même l'unique occupation des gens qui s'y rendent pour leur agrément. A Vichy, je me sentais débordant de sagesse, mais sans qu'il m'en coûtât le moindre effort: je trouvais cela tout naturel, ce milieu ne me paraissait pas susceptible d'inspirer d'autres idées, bien que, je le répète, il y eût toutes facilités pour y mener une vie aussi accidentée qu'on eût pu le désirer.

Le vingt-cinquième jour du traitement, j'allai trouver le docteur, enchanté de lui, de moi, de Vichy, de tout le monde.

— Des traces, docteur, il n'y a plus que des traces de sucre, d'après l'analyse de ce matin. Vous jugez si je suis satisfait de ma saison. Il est vrai que si c'est à vous naturellement qu'en revient l'honneur, la façon exemplaire dont j'ai exécuté votre programme est bien pour quelque chose dans le résultat.

— Sans doute, et je vous en fais mes compliments très sincères; je rencontre si peu de malades parfaitement raisonnables! La plupart voudraient qu'on les guérît sans avoir, de leur côté, à se gêner en rien. Ils se figurent qu'il suffit de se baigner et de boire à peu près régulièrement, pour avoir en quelque sorte droit à la guérison. Vous, monsieur, vous avez compris.....

— Hélas! docteur, par expérience, et une dure expérience!

— Enfin, vous avez très exactement fait ce que je vous avais conseillé, vous avez été d'une docilité, d'une conscience.....

— Ne m'accablez pas d'éloges, docteur, car je vous assure que je ne les mérite pas autant que vous le croyez. Si j'ai été docile, scrupuleux, méticuleux, tout ce que vous voudrez, c'est que je n'ai pas eu grand'peine pour cela; je dois vous avouer que je n'ai pas eu de tentation bien sérieuse.

— Vous avez cependant fait quelques relations, voisinage de table ou de chambre, et on s'entraîne si facilement l'un l'autre, surtout si un éloquent substitut s'en mêle.

— Eh bien, non, docteur ; sauf la petite incartade à laquelle vous faites allusion, tout s'est borné à des « Bonjour », « Bonsoir », ou à peu près. Il est vrai que j'attendais un de mes amis qui était allé au Puy-de-Dôme, et qui devait venir passer une huitaine ici avec moi. S'il était venu, je ne répondais plus de rien... Adieu la sagesse !

— Comment ! il ne vous aurait pas fallu plus que cela pour vous faire abandonner vos bonnes résolutions !

— Que voulez-vous, je n'ai jamais su résister au plaisir d'être avec des amis, et alors j'oublie les prescriptions, et ma santé, et les docteurs.

— C'est très heureux que nous ayons été préservés de cette visite, que j'aurais trouvée fort inopportune, et qui aurait, je vois, compromis le succès sur lequel je vous avais donné le droit de compter.

— Enfin, docteur, le résultat est acquis, il ne s'agit plus que de le consolider. Qu'est-ce que je vais avoir à faire pour me conserver dans le même état où je suis actuellement, état si excellent qu'il ne me semble même pas que j'aie jamais été malade ?

— Je vous donnerai cela par écrit. Tout ce que je peux vous dire dès maintenant, c'est qu'il n'y a rien à faire en fait de traitement d'ici à quelques semaines, attendu que l'effet de la cure thermale va se prolonger encore quelque temps.

— Il est probable alors, docteur, que si l'influence du traitement se prolonge, je finirai par avoir raison de ce que vous appelez scientifiquement des traces de sucre.

— Oh ! pour cela, non ! J'ai peut-être tort de vous ôter cette illusion et de vous priver en partant de cette consolation banale. Mais je crois vous être plus utile en vous disant la franche vérité. Ces traces, je vous l'ai d'ailleurs donné à entendre dernièrement, c'est votre épine, c'est le *lethalis arundo* des anciens, sauf qu'il n'est pas mortel, entendez-vous bien ; et ces traces, rien ne vous les enlèvera, ni Vichy, ni Karlsbad, ni l'ascension des tours Notre-Dame, aidée de la meilleure marque de gluten, ni ceci, ni cela ; ça fait partie de votre individu, c'est ancré dans votre chair.

— Dites tout de suite que c'est mon stigmate.

— Sans doute, et je vous le répète, rien ne l'effacera ; il y a chez vous hérédité, il y a chronicité, il y a tout ce qu'il faut pour que ce vice organique soit indélébile.

— Mais alors c'est grave ?

— Ce n'est pas grave du tout, seulement cela indique qu'il faut sinon suivre un traitement indéfini, du moins avoir toujours l'œil là-dessus et avoir constamment une hygiène bien réglée. C'est un simple avertissement que je vous traduis et transmets.

— Je saurai en profiter, docteur, et j'espère pouvoir vous le montrer quand je vous reverrai, car je compte bien revenir l'année prochaine.

— Et je vous y engage fortement, car c'est encore le meilleur moyen, je ne dirai pas de vous guérir radicalement, puisque je vous ai donné à entendre que c'était à peu près impossible, du moins de vous conserver aussi amélioré que possible, car voilà en quoi la cure de Vichy diffère des autres traitements ; l'amélioration que ces derniers vous procurent cesse presque tout de suite après que vous les avez suspendus ; au contraire, l'effet de la cure thermale se fait sentir longtemps après que le malade a quitté la station, et sans le secours d'aucun autre médicament. En un mot, l'influence est à la fois plus profonde et plus durable.

— Eh bien, docteur, je vous rendrai fidèlement compte l'an prochain des effets consécutifs, et j'espère qu'ils seront aussi heureux que vous venez de me le faire entrevoir.

— Oui, j'y compte, pour ma part ; mais méfiez-vous des amis ; vous savez que vous ne pouvez pas leur résister.

— Allons, docteur, s'il le faut, je ne considé-

rerai plus mes amis que comme des ennemis.
— Mieux encore : des ennemis intimes.

« Des traces ! des traces ! » Je marmottai et je ruminai ces mots tout le reste de la journée. Il n'est pas gai, ce médecin, me dis-je, avec son pronostic d'incurabilité !... Ainsi, quoi que je fasse, il y aura, il restera des traces ; je me guérirai à peu près radicalement, sauf ce petit reste de rien, qui a l'air d'être incrusté dans mon individu : c'est ma tare, c'est ma tache, et cette tache est pareille à celle de lady Macbeth : « la mer y passerait sans l'effacer »; oui, « l'eau de toutes les sources de Vichy et celle des autres stations dont je ferai probablement connaissance, traverseraient mon organisme sans entraîner ces traces. »

Mais, j'y songe, ce médecin est peut-être un médecin tant-pis; peut-être a-t-il simplement voulu m'effrayer pour me forcer à me soigner et à conserver ainsi le plus longtemps possible l'amélioration gagnée ici... Des traces !... Eh ! que m'importe qu'il en reste, pourvu que tous les symptômes aient disparu ! En réalité, plus de symptômes, plus de maladie ; c'est ce que je vois de plus clair. Ces traces indiquent — je veux bien l'admettre — qu'il y a encore en moi des germes du mal : eh bien, c'est à moi à faire en sorte qu'ils soient toujours à l'état de germes.... Mais, si par hasard la fatalité, aidée un peu par ma négligence, voulait que la maladie reparût, je sais maintenant ce qu'il faut faire : une saison à Vichy, et il ne restera plus rien... que des traces.

CHAPITRE VI.

I.

DE VICHY A KARLSBAD PAR LES PYRÉNÉES, LES ALPES ET LES APENNINS.

Le lendemain, je quittai Vichy presque avec regret, contrairement à la plupart des baigneurs, qui voient d'ordinaire arriver avec plaisir la fin de leur saison. Je dirai même que j'aurais volontiers prolongé mon séjour dans cette aimable station, sans une lettre pressante de mon ami le météorologiste, qui, n'ayant pu, faute de temps, venir passer quelques jours à Vichy, était parti pour Bagnères-de-Bigorre, afin de visiter l'établissement du Pic du Midi. Il m'attendait à ce moment à Pau, où il avait retrouvé, m'écrivait-il, quoique ce fût la mauvaise saison, d'excellentes relations, parmi lesquelles j'avais moi-même des connaissances.

Je m'arrêtai un jour à Bordeaux, charmante ville à laquelle je trouvai un air très aristocratique et où j'aurais avec plaisir passé une ou deux semaines. Ce sera pour plus tard. Le lendemain j'étais à Pau, où je fis mon entrée par 33 degrés de chaleur, et qui me fit l'effet d'une rôtissoire ; j'en conclus qu'il ne faut pas voir une ville d'hiver en plein été, pas plus qu'une belle de nuit en plein jour. Je garde peut-être rancune à Pau, car cette maudite journée de canicule m'entraîna à prendre deux glaces et une bouteille de limonade gazeuse, et cette première imprudence fut naturellement suivie de bien d'autres, car, en pareil cas, il n'y a que la première qui coûte ; mais il est certain que je ne me rappelle pas avoir jamais été aussi bien grillé que dans cette ville. Heureusement, grâce à mon insistance, et malgré les assurances réitérées de nos relations, nous certifiant que cette température excessive ne pouvait pas durer, nous partîmes pour Pierrefitte, et de là nous visitâmes successivement Cauterets, Saint-Sauveur, Luz, Gavarnie. Malgré la différence de pays, et même de la nature du sol, j'ai retrouvé dans cette région plus d'un site entrevu déjà dans mon excursion aux monts gallois.

Nous remontâmes ensuite jusqu'à Toulouse, où mon ami était obligé de séjourner pour ses affaires météorologiques. Là, nouvel échantillon de température tropicale, avec ses conséquences forcées de glaces et de boissons gazeuses. A Pau, on avait la perspective des Pyrénées qui vous donnait de la fraîcheur, au moins en imagination ; et puis il semble que quand la rôtissoire n'est pas grande, on peut en sortir plus aisément, et s'échapper quelque part où la chaleur ne puisse vous atteindre. Mais, dans une grande ville, on se trouve pris comme dans un cercle de feu. Il faut songer, en outre, que le diabétique est un être très malheureux dans ces circonstances; il a le droit d'être très altéré, il est même plus altéré que tout le monde, mais il n'a pas le droit de boire, car s'il boit à sa soif, il est sûr de voir sa fabrique de sucre augmenter son rendement. Situation bien fâcheuse! Il n'y a, en vérité, qu'un diabétique pour réaliser ce rapprochement mythologique tout à fait invraisemblable du tonneau des Danaïdes et de Tantale.

J'avais donc tout intérêt à trouver des résidences où je ne fusse pas forcé, sous peine des plus dures privations, de me livrer à des orgies de limonades et autres consommations que je savais m'être très mauvaises. Heureusement pour moi, notre itinéraire changeant complètement, puisque mon ami devait se rendre sous peu à Marseille, je ne me crus pas obligé de rester à Toulouse plus de vingt-quatre heures, temps strictement décent pour pouvoir dire que j'avais visité cette ville, et je me dirigeai à toute vapeur vers la Suisse.

Je comptais, d'après le conseil de mon médecin de Londres, passer l'hiver en Italie. Mais, ayant encore un bon mois d'été devant moi, je voulais l'employer à autre chose qu'à passer d'une étuve dans une autre. Je pris donc mes informations en arrivant à Genève, et l'on me conseilla de visiter comme résidences d'été : Grinderwald et Gurnigel dans le canton de Berne, pourvus tous les deux d'eaux minérales que je pourrais peut-être utiliser, les Plans-de-Fresnières dans le canton de Vaud, la Chaux-de-Fonds dans le canton de Neufchâtel, Champéry, dans le Valais, Ragatz et Pfeffers dans le canton de Saint-Gall, Saint-Moritz dans les Grisons, etc., etc.

N'ayant pas plus de cinq à six semaines à ma disposition avant les premiers froids, très précoces dans ces régions, je pris le parti de procéder rapidement, sauf à visiter en détail et à m'enquérir plus sérieusement l'année suivante ou une autre, dans une excursion plus prolongée.

Voici donc quel fut mon itinéraire, aussi simple qu'expéditif, avec quelques notes au crayon prises sur les marges de mon Bradshaw :

De Genève à Lausanne. En Suisse, chaque ville a une physionomie caractéristique ; rien ne ressemble moins à Genève que Lausanne, et rien ne ressemble moins à Lausanne que Berne.

De Lausanne à Berne. On me montre la fosse aux ours, et je me demande si ces animaux seraient à l'occasion capables de rendre autant de service que les oies du Capitole.

De Berne à Lucerne. De Lucerne, excursion obligée au Rigi. Manqué le lever du soleil; mauvaise note, me fait-on remarquer, pour un Anglais.

De Lucerne à Zurich. Là, on me conseille d'aller visiter l'établissement hydrothérapique d'Albisbrunn, et même d'en essayer. Le donneur de conseil est peut-être intéressé dans l'affaire; mais, du reste, je voudrais l'écouter que je n'en aurais pas le temps. Pris bonne note pour demander des références.

De Zurich à Ragatz. Trop vanté, Ragatz; Pfeffers, qui est à peu de distance, beaucoup plus pittoresque.

A Ragatz, on me conseille de prendre le chemin de fer de Saint-Gall, et d'aller dans les environs d'Appenzell faire une cure de petit-lait, soit à Wiesbad, soit à Gais. Noté le conseil pour en référer plus tard à qui de droit.

De Ragatz à Coire. De là je monte à Davos, où je commence à jouir d'une belle altitude, 1 550 mètres environ. De Davos, je gagne Scanfs et 100 mètres de plus d'altitude, et de là, en remontant l'Inn et de 100 mètres encore, j'arrive à Saint-Moritz. Séjour très salubre, mais un peu trop dépourvu

8.

d'animation. Quel appétit dans ces hautes régions ! Huit jours d'eaux ferrugineuses, par luxe plutôt que par nécessité. Les matinées et soirées très fraîches avertissent qu'il faut descendre vers les lacs italiens.

A la suite des sites alpestres, le panorama des lacs italiens offre un contraste tel qu'on n'en saurait rêver de plus magnifique.

De Côme à Milan. Milan trop long à voir ; réservé pour plus tard.

De Milan à Gênes. Beaucoup de caractère, cette dernière ville. Je brusque mon départ au bout de quinze jours, pour n'être pas tenté de rester plus longtemps.

De Gênes à Livourne. Beaucoup de beau monde à Livourne : c'est la fin de la saison. Bien qu'au milieu d'octobre, on voit encore prendre des bains de mer.

Florence. Ici, la séduction est trop forte ; aussi, malgré mon désir de faire un tour complet d'Italie, ou d'aller au moins jusqu'à Naples, je loue un appartement pour trois mois.

Mon existence n'a été marquée à Florence par aucun évènement notable ; il ne m'est rien arrivé qui vaille la peine d'être rapporté. Ma vie pendant ces trois mois peut se résumer en bien peu de mots : je suis venu, je m'y suis plu, j'y ai vécu,

La seule particularité intéressante que j'aie à signaler, au point de vue de ma maladie, c'est que le genre de vie des Italiens, que j'avais complètement adopté d'ailleurs, n'était pas compatible avec un régime diabétique tant soit peu sévère. Le plaisir de vivre à Florence m'empêcha d'y faire attention tout d'abord, ou du moins je ne m'en ressentis qu'à la fin de mon séjour, probablement parce que ma saison de Vichy avait produit une amélioration plus durable que celle de tous les autres traitements qui l'avaient précédée, et que mes excursions en Suisse avaient sans doute contribué à prolonger.

Un moment, je fus tenté d'aller à Naples, que le docteur P*** m'avait désigné comme station de mon voyage sanitaire, et où j'aurais pu consulter, paraît-il, un spécialiste de grand renom. Mais Venise m'attirait, comme elle a de tout temps attiré et comme elle attirera encore quiconque garde un brin de poésie dans la tête..., et c'est pourquoi je remis Naples à un autre voyage, pour l'itinéraire n° 2, et je partis pour Venise.

J'y arrivai le soir. A la gare, on m'offrit un palais à louer, d'un bon marché tel que j'acceptai sur-le-champ, sans même demander auparavant à le voir. Et quand j'entrai dans ma royale demeure, je pus me convaincre que c'était bien un palais, mais d'un délabré ! Le soir, c'était très pittoresque ; le matin, ce fut tout autre chose.

Il avait plu toute la nuit, et quand je me levai, il pleuvait encore à torrents. Un vent violent poussait des rafales d'eau contre les fenêtres mal jointes, si bien que les appartements en étaient tout inondés. En même temps, la température s'était considérablement refroidie, de sorte que je me trouvais dans une situation fort précaire, fort ridicule même, avec mon palais aussi pittoresque qu'inhospitalier. Je pris le parti de résilier mon marché, moyennant grasse indemnité, et de me contenter d'un simple petit appartement très confortable, mais qui n'avait rien d'artistique.

Le carnaval avec ses plaisirs, les fêtes mondaines avec les intrigues inévitables, le théâtre, tout cela me fit tellement perdre la notion du temps, que je me trouvai arriver vers les derniers jours d'avril sans pour ainsi dire m'en douter. C'est à peine même si je m'apercevais que j'étais moins bien encore qu'en quittant Florence, et que peu à peu mes anciens symptômes de maladie me reprenaient. Bien que j'en sentisse la nécessité, je ne voulus même pas savoir au juste où j'en étais : tant que je serai en Italie, me disais-je, je ne veux pas qu'il soit question de maladie ou de drogues. A d'autres villes les consultations et les médicaments !

Néanmoins, dans les premiers jours de mai, je me décidai à quitter Venise et à me diriger lentement vers Karlsbad, que je désirais connaître sur la recommandation du docteur P***, afin de le comparer, à mon point de vue, avec Vichy.

Après un pèlerinage à Vérone, en l'honneur de Shakspeare, je me rendis à Trente, de là à Inspruck, et enfin à Munich, où j'éprouvai le besoin de consulter un des premiers médecins de la ville, uniquement pour savoir où j'en étais et s'il y avait quelque utilité pour moi à faire une saison à Karlsbad.

L'oracle bavarois me dit que j'étais très malade, que Karlsbad me ferait le plus grand bien et que rien autre chose au monde ne pouvait mieux me convenir que cette station thermale.

Il n'y avait pas à hésiter. Je n'avais donc qu'à suivre le programme de Londres.

II.

UNE CURE A KARLSBAD.

A mon entrée à Karlsbad, je pus croire un instant que la ville s'était mise en fête pour me recevoir ; en réalité cependant, tout ce qui se passait dans l'endroit était parfaitement normal.

J'avais pris une voiture pour aller de la gare à l'hôtel de Russie, et j'avais à peine fait quelques minutes de chemin que j'entendis comme un bruit de cascade entremêlé d'airs mélodieux. A mesure que j'approchais, le bruit de l'eau tombant en gerbe et les sons de la musique devenaient plus distincts. Enfin, j'aperçus un nuage de poussière d'eau : voilà la cascade, me dis-je... Ce n'était qu'un jet d'eau, mais un jet d'eau gros comme le bras, bouillonnant, tumultueux : c'était la reine des sources de Karlsbad, c'était le Sprudel.

Il y avait foule autour de la source jaillissante ; mais cette foule manquait essentiellement d'animation ; du moins, c'est l'impression qu'elle me fit à un rapide coup d'œil.

Après avoir pris possession de ma chambre, je me hâtai de ressortir pour pousser une reconnaissance dans la ville. Je ne m'étais pas trompé : beaucoup de monde, les types les plus différents, toute espèce de langues, des orchestres à droite et à gauche, des musiciens rubiconds qui s'époumonaient à souffler dans leurs instruments; mais absence totale d'entrain. On devinait tout de suite que la musique était là non à titre de distraction, mais pour que personne n'oubliât qu'on était dans une ville d'eau, une ville où on est censé s'amuser.

En flânant un peu partout, le temps s'écoula rapidement et l'heure de manger arriva, à ma grande satisfaction du reste, car je n'avais rien pris depuis dix heures. Je comptais sur le dîner classique des tables d'hôte et je me proposais d'y faire honneur; mais je fus quelque peu déçu.

En arrivant à l'hôtel pour dîner, le maître de l'établissement, s'approchant respectueusement de moi, me demanda si je désirais être servi comme baigneur ou comme touriste. Il me fit observer— toujours très respectueusement—que si j'étais venu pour faire une cure, il me ferait suivre, avec mon autorisation, le régime usité en pareil cas et recommandé par tout le corps médical de Karlsbad. Naturellement, je demandai qu'on me servît le dîner des baigneurs. Quelques instants après, on m'apportait une bonne assiettée de *Brodmilch-Sprudel-Suppe*, ce qui, en langue diplomatique, se traduit par « soupe faite avec du pain, du lait et de l'eau du Sprudel ». Cela avait un goût tout à fait *sui generis*, rappelant le bouillon de poulet dans lequel on aurait ajouté un peu de lessive. Cette soupe tenait lieu de potage, d'entrée, de rôti et de dessert ; il est vrai qu'on pouvait récidiver, et c'est ce que je fis, non par enthousiasme pour cette préparation un peu pharmaceutique, loin de là, mais pour calmer les exigences de mon estomac.

Ce repas d'une frugalité toute primitive me fit bien augurer de ma cure de Karlsbad : ici, du moins, pensai-je, on ne laisse pas tout à l'initiative du malade, comme à Vichy, et les baigneurs sérieux peuvent aisément suivre le régime qui leur convient.

Après quelques minutes de promenade dans les alentours de l'hôtel, voyant que tout le monde rentrait, je fis comme le reste du troupeau et je rentrai au bercail. La raison de cette retraite hâtive, c'était l'heure matinale à laquelle commençait le traitement. N'étant pas habitué à me lever à cinq heures du matin, je recommandai qu'on m'éveillât ; mais je n'eus besoin de personne pour être sur pied de bonne heure. En effet, presque toute la nuit je fus tourmenté par un malaise qui alla toujours croissant et qui ne se jugea que vers le matin..., de la façon la plus rationnelle.

Ainsi débarrassé du brouet spartiate qui avait troublé mes intestins, je me serais à ce moment livré très volontiers à un bon somme ; mais c'était déjà l'heure d'aller faire une première tournée aux sources, et tout le monde désertait l'hôtel pour aller qui vers le Mühlbrunn, qui vers le Sprudel, qui vers le Theresienbrunn. Malgré que je fusse peu en train, par suite de mon indisposition de la nuit, et que le calme ne fût pas encore complètement rétabli dans la région abdominale, je suivis la foule et j'allai me faire donner par la main des Grâces quelques verrées du Sprudel. Je ne doutais pas d'ailleurs que ce ne fût le moyen le plus sûr de rétablir l'ordre dans mon estomac et mes intestins.

Je comptais sur un prompt apaisement, car je savais qu'on venait à Karlsbad, entre autres maladies, précisément pour des troubles de l'abdomen, et j'espérais bien que le mien ne se montrerait pas rebelle à l'action salutaire des eaux. Mais, par une fatalité inexplicable, mes intestins ne voulurent pas s'accommoder de ce genre de calmant ; ils s'insurgèrent violemment contre lui et l'expulsèrent avec une brûtalité à laquelle ils ne m'avaient guère habitué. Heureusement, l'administration a prévu ces cas d'intolérance et a largement pourvu Karlsbad de façon à épargner tout embarras aux buveurs qui n'auraient pas le temps de regagner leur hôtel.

Avant le déjeuner dînatoire, j'allai raconter mon cas au docteur et lui demander en même temps des conseils pour suivre ma cure régulièrement.

Le vieux docteur Hœppfell est un type, et un type très réussi, de médecin bourru, grincheux et cassant; très infatué de son expérience et de son savoir, il admet difficilement qu'on le contredise. Parti de bas, d'une façon relative, car il exerçait obscurément dans une obscure petite ville de la Saxe, à Wolkesteine, il eut l'idée, il y a une vingtaine d'années, de venir s'établir l'été à Karlsbad. Ses manières rudes, presque grossières, qui passaient pour de l'originalité, alliées à un ton autoritaire, qui en impose toujours au gros du public, en ont fait en peu d'années un des médecins les plus occupés de Karlsbad. Aussi, je ne m'étonne pas que sa renommée se soit étendue jusqu'à Londres.

Après lui avoir exposé tous mes antécédents morbides et les nombreux traitements déjà essayés, je lui racontai ce que j'avais fait depuis mon arrivée à Karlsbad.

— C'est très heureux pour vous, monsieur,

qu'on vous ait envoyé passer ici sept à huit semaines.

— Comment ! docteur, sept à huit semaines ! Mais je comptais n'y rester guère plus de trois semaines. A Vichy...

— Monsieur, ici nous ne sommes pas à Vichy : les cures de Karlsbad sont plus sérieuses, heureusement, que celles de Vichy ; mais aussi elles demandent un plus long temps.

— Si je dois guérir, peu m'importe de rester un mois ou deux. Quand on est maître de son temps comme moi, on ne regarde pas à quelques semaines de plus pour être plus sûr du résultat.

— Quant au résultat, je vous le garantis. D'abord, tout le monde guérit ici ; j'entends tous ceux qui me sont adressés..., et, de plus, on guérit radicalement ; vous entendez bien, monsieur ? radicalement, et il n'y a pas un traitement, pas une station au monde qui puisse en faire autant. Vous me citiez tout à l'heure Vichy ; eh bien, Vichy, c'est une station pour rire.

— Comment ! docteur, une station pour rire ! Mais j'ai pourtant entendu dire que c'était une station thermale extrêmement précieuse, qu'on y faisait des cures excellentes.

— Où avez-vous entendu dire cela ? A Vichy, sans doute.

— A Vichy, à Paris, à Londres, à Florence, un peu partout, et moi-même, sans en citer d'autres, je m'en suis on ne peut mieux trouvé.

— Et c'est pourquoi vous voilà obligé aujourd'hui d'avoir recours à nos sources.

— C'est peut-être aussi un peu par ma faute, docteur ; car j'ai quitté Vichy en très bon état, et si je suis retombé...

— C'est parce que Vichy ne vous avait pas guéri ; et si Vichy ne vous a pas guéri, c'est parce que Vichy ne pouvait pas vous guérir. Voilà le vrai.

— Je ne suis pas compétent pour discuter cette question avec vous, docteur ; je crois cependant que si j'avais pu suivre un régime sérieux et si j'avais mené une vie très régulière à la suite de ma saison de Vichy, j'aurais probablement pu me dispenser de venir à Karlsbad.

— Erreur, monsieur, erreur complète !

— Du reste, je vous dirai, docteur, que je ne suis pas fâché d'avoir été forcé de venir ici, attendu que c'était dans mon programme.

— Comment ! votre programme ?

— Je vais vous expliquer. Je me suis fait soigner pendant longtemps, comme je vous l'ai dit tout à l'heure, par le docteur P..., qui, après avoir essayé des médicaments très divers, me conseilla de voyager, et d'utiliser mon voyage en faisant une saison aux stations minérales les plus renommées pour la cure du diabète, telles que Vichy, Karlsbad, etc., etc.

— Mais alors, il a dû vous conseiller en première ligne Karlsbad, et si vous l'aviez écouté, cela aurait abrégé votre voyage et vous aurait dispensé de courir ailleurs.

— Ma foi, docteur, je ne sais si le docteur P... m'a prescrit Karlsbad en première, en seconde ou en troisième ligne. Il est fort possible qu'à ses yeux votre station soit sans rivale ; mais je vous avoue que je ne suis nullement fâché d'avoir procédé comme je l'ai fait, précisément parce que cela m'a permis de prolonger mon petit tour du monde, cemme il appelait mon voyage, car je ne suis pas pressé de retourner à Londres.

— Enfin, tout est bien qui finit bien. Vous avez, me disiez-vous, déjà commencé votre traitement.

— Mais oui, docteur; j'ai débuté par la fameuse soupe à l'eau du Sprudel.

— Très-bien, cela ! Vous êtes dans les bonnes traditions.

— Mais est-ce que l'effet qu'elle m'a produit est aussi dans les bonnes traditions ?

— Votre indisposition est un détail sans importance. Il faut vraiment que votre estomac ait été diablement surmené par tous vos pickles et vos sauces épicées pour qu'il n'ait pas trouvé de son goût notre soupe hydro-lacto-minérale. Heureusement, nos eaux vont vous remettre dans votre état normal... Peut-être même allez-vous passer d'un extrême à l'autre.

— Mais, jusqu'à présent, docteur, elles favorisent l'effet de votre soupe médicinale.

— Comment! vous avez donc commencé déjà à boire des eaux, et cela sans me demander de laquelle il fallait prendre?

— Je pensais qu'une première dose était sans conséquence, et, ce matin, sur les six heures, j'ai bu deux ou trois verres du Sprudel.

— J'en étais sûr! justement celle contre laquelle je voulais vous prémunir. Si vous m'aviez consulté auparavant, monsieur, je vous aurais expressément défendu d'en boire jusqu'à ce que je juge le moment opportun.

— Je croyais, docteur, que toutes les sources de Karlsbad avaient la même composition.

— Qui vous a dit cela?

— Je l'ai lu dans un petit *Guide des Baigneurs* qui donne la composition chimique des principales sources d'après le célèbre chimiste Fresenius.

— Eh bien, moi, je vous dis que les chimistes feraient bien mieux de laisser nos eaux tranquilles, puisqu'ils n'y voient pas plus clair que dans de l'eau trouble. Ce n'est pas aux chimistes, moi, que je demande l'analyse de nos sources; c'est aux malades. C'est en étudiant leurs effets sur l'organisme que je vois nettement leur composition, et l'économie animale est pour moi un critérium autrement démonstratif que tous les réactifs de la chimie la plus raffinée. Voilà mon opinion sur les résultats que vous ont fournis vos célèbres chimistes. Quant à vous, monsieur, si vous faites votre *vade-mecum* de ces petits livres où vous trouvez de si bonnes analyses, je vous prédis que vous gâcherez votre temps et raterez votre cure. Encore une fois, je vous en avertis : on ne vient pas à Karlsbad pour faire de la fantaisie; si c'est dans vos habitudes, si vous ne pouvez pas vivre autrement, retournez à Vichy, mais ne compromettez pas la renommée de Karlsbad.

— Mais, docteur, vous vous trompez du tout au tout : je suis venu ici dans des intentions très sérieuses ; loin de vouloir compromettre l'excellente renommée de Karlsbad, je ne demande, au contraire, qu'à la confirmer.

— A titre d'exception, alors.

— J'espère, docteur, que ce n'est pas un pronostic que vous portez là; ce ne serait pas encourageant pour quelqu'un qui, je vous l'assure — et si le docteur P... était là, il vous le dirait—, est un modèle de docilité, même quand il s'agit de traitements compliqués. Ainsi, tenez, à Paris, j'ai suivi rigoureusement celui du docteur X....

— Cela ne m'étonne pas de votre part : comme il y avait une certaine dose d'excentricité, c'était votre affaire, vous vous en faisiez un point d'honneur. Des tours de force, à la bonne heure ! Mais boire à heure fixe une quantité donnée d'eau, ni plus ni moins, se promener pendant un temps déterminé, ne manger que ce qui est permis, c'est trop peu, sans doute.

— Mais, encore une fois, docteur, vous vous méprenez complètement sur mon compte. Je veux bien admettre que j'ai commis une étourderie en buvant ce matin au Sprudel, n'étant pas mieux disposé que je n'étais et sans avoir pris votre avis : en réalité, ce n'était qu'un excès de zèle.

— Rien n'est fâcheux, monsieur, comme les excès de zèle.

—C'est très possible, docteur; mais pour ce qui vous concerne, vous ne pouvez pas supposer que je n'exécuterai pas régulièrement vos prescriptions, puisque je n'ai pas encore été à même de les connaître.

— Ce n'est pas régulièrement que je vous recommanderai de les suivre, c'est religieusement.

Ceci bien entendu, je vais vous donner mes instructions par écrit, afin que vous n'ayez pas de prétexte pour recourir à votre petit livre.

— Soyez pourtant bien persuadé, docteur, que je n'aurais rien fait de sérieux sans vous consulter.

— C'est bien, c'est bien, nous verrons plus tard. Du reste, si vous tenez à votre peau, soyez prudent.

— J'y suis intéressé plus que vous, docteur ; et puis, enfin, la réputation de Karlsbad mérite bien quelque considération.

— A la bonne heure, mon cher client ! Sur ce, *perge et vale.*

Le vieux docteur Hœppfell le prenait d'un peu haut avec moi ; mais j'étais bien forcé de le laisser aller. Les trente-cinq à quarante ans qu'il avait de plus que moi lui donnaient bien quelque droit de parler un peu rudement sans qu'il me fût possible de m'en fâcher. Et puis, en somme, bien qu'il fût un peu trop dépourvu d'aménité, on pardonnait aisément au vieux praticien ce défaut de forme en faveur de l'intérêt qu'il prenait à votre cure. Il est vrai qu'il aimait bien plus Karlsbad que tous ses malades.

Il n'eut vraiment pas de chance avec moi : il eut beau me faire changer de source, me faire boire l'eau d'abord aussi chaude que je pouvais la supporter, puis refroidie, mon état resta absolument tel quel : toujours la même intolérance. Je n'étais pas précisément plus mal, mais je n'étais pas mieux. J'eus d'ailleurs tout de suite l'intuition que mon séjour à Karlsbad ne me serait guère profitable; mais j'étais devenu assez philosophe, et je ne me laissai pas démonter pour si peu. Je n'en exécutai pas moins scrupuleusement tout ce que me conseilla le docteur : seulement, peu à peu, je me désintéressai de moi et je cherchai, à ma portée, des sujets de distraction.

De vraies distractions à Karlsbad, il n'en faut point parler : longer la Tepel, aller jusqu'au Post-Hoff, ou au Kaiserpark, prendre une demi-tasse — quand elle ne vous est pas interdite — au café Pupp, écouter les airs de Suppé, de Fahrbach ou de la dynastie des Strauss, passer d'une rive à l'autre de la Tepel, tout cela est peut-être un peu trop pastoral. Il y a bien les vraies excursions, à une heure et demie ou deux heures de Karlsbad, par exemple les bords de l'Eger, qui sont d'un pittoresque achevé..... Mais mon indisposition persistante m'avait brisé les jambes et rendu impossible toute distraction de ce genre.

Restaient les buveurs, mes compagnons de source. Là encore nouvelle difficulté : les relations ne sont pas faciles, l'endroit où elles se feraient le plus naturellement, la table d'hôte, étant ici chose à peu près inconnue. J'avais pourtant fini par échanger quelques banalités, à force de nous rencontrer au Mühlbrunn, avec un colonel de la landwehr prussienne et un noble italien, le comte Alessandro Mezzara, appartenant à une des plus grandes familles de Venise, et avec lequel je ne tardai pas à me lier. Le colonel, court, replet, avec un cou de taureau et un ventre très rebondi, était venu pour une maladie de foie que trahissait à peine la légère nuance jaunâtre dans laquelle venait se fondre le rouge vif de son teint. Le comte, lui aussi, était à Karlsbad pour son foie, ainsi qu'il était aisé de le voir à son teint franchement bilieux.

Bien que soignés chacun par un médecin différent, nous suivions à peu près le même traitement; nous nous faisions part mutuellement des effets ressentis par chacun, et nous entrions même souvent, surtout le colonel, dans des détails tout à fait topiques. La cure ne présentait pas d'ailleurs, d'après nos confidences, les mêmes phénomènes chez tous les trois. C'est au café Pupp, entre deux et trois heures, pendant la digestion du principal repas de la journée, le repas d'une heure, que nous nous entretenions de notre situation respective.

— Vous savez, comte, que vous jaunissez de plus en plus, dit un jour le colonel à l'Italien.

— Et vous, vous ressemblez de plus en plus à un homard bien cuit. Il n'y a que mon ami sir Archibald qui ne change pas.

— Mais si, répondis-je, on prétend à l'hôtel que je suis plus pâle ou plus blême qu'à mon arrivée.

— Cela tient, répliqua le comte, à ce que chez le colonel c'est le sang qui est travaillé par les eaux, chez vous c'est le ventre — vous savez bien que les égarements du ventre donnent de la pâleur, — et chez moi c'est la bile qui est de plus en plus en mouvement.

— Tout cela est peut-être très exact, dit le Prussien ; mais ce qu'il y a de plus certain, c'est que je suis celui de nous trois qui fera la meilleure cure.

— Et la raison ? demandâmes-nous, le comte et moi.

— La raison est que vous vous portez l'un et l'autre trop bien. Monsieur l'Anglais, malgré son prétendu teint pâle, mange comme quatre, et à part son éternel dérangement qui date de son arrivée, il ne se ressent pas plus de son traitement que s'il buvait de l'eau de la Tepel. Vous, comte, vous prétendez que votre bile est en mouvement parce que votre teint a légèrement jauni ; mais en somme vous mangez, vous buvez et vous dormez parfaitement. Quant à moi, avec ma figure rubiconde, mon air de prospérité, je suis malade comme un chien.

— Vraiment? Pas possible! Mais qu'avez-vous donc?

— Il y a que je suis, sans qu'il y paraisse, dans un état de malaise inexprimable depuis deux ou trois jours, et aujourd'hui c'est pire.

— Eh bien, il faut faire attention à cela... Suspendez votre traitement, pour voir... Qu'est-ce qu'en dit votre médecin?

— Mais il m'a assuré que ce n'était rien, et je le crois parfaitement; c'est l'effet, c'est le travail intérieur des eaux. Tenez, aujourd'hui, je n'ai plus le moindre appétit, tout me paraît mauvais et me dégoûte, les tempes me battent avec une violence extraordinaire, je me sens plus alourdi que d'habitude, j'ai les yeux pleins de sang, il me semble que ma tête va se fendre...

— Mais c'est affreux, cela; c'est peut-être même fort grave... Et vous n'en êtes pas plus inquiet que cela?

— Je suis très malade, c'est vrai, mais j'en suis très heureux, parce je sais que c'est l'effet des eaux, et je vous plains de ne pas être comme moi.

— Merci bien de votre commisération.

— Mais oui, je le répète, j'en suis très..... Oh! j'ai cru que j'allais éclater, tant ma tête me battait violemment... Oui, j'en suis enchanté, c'est l'eau qui travaille et qui prépare la cure par une crise salutaire. Voyez-vous, mon médecin, le docteur Heinsius, ancien professeur à la Faculté d'Iéna, me le disait naguère : il n'y a que les constitutions comme la mienne, très communes d'ailleurs en Allemagne, mais rares chez vous, avec lesquelles on puisse faire de belles cures, des cures bien régulières, complètes, avec la crise à son summum d'intensité.

— Que voulez-vous ? lui répondit le comte. Vous avez un bonheur insolent : la chance vous est partout favorable, même sur le champ de bataille de Karlsbad, où vous n'apportez cependant pas, que je sache, des armes perfectionnées.

— C'est affaire de constitution, vous dis-je. Je suis convaincu que nous autres Allemands nous avons de meilleures constitutions.

— Allons, dites tout de suite des constitutions perfectionnées.

— Oui, oui, plaisantez tant que vous voudrez, mais vous n'aurez pas de crise, et sans crise, voyez-vous, pas de bonne cure possible.

A part moi, je ne lui enviais nullement sa fameuse constitution, au colonel, et à ce moment il me faisait tout simplement peur. Oui, j'avais très sérieusement peur de le voir éclater, ou tomber d'un coup de sang, car il ne me paraissait pas possible qu'il restât longtemps dans cet état. On aurait dit que toute la force mystérieuse renfermée dans l'eau minérale s'était accumulée en lui au fur et à mesure qu'il en buvait, et qu'il devait arriver un moment où cette force ayant atteint son maximum de tension briserait le vase, c'est-à-dire l'organisme où elle se trouvait comprimée. Mais il paraît que ce Prussien était aussi solide que l'écorce terrestre qui sert en quelque sorte de couvercle à cette marmite souterraine dans laquelle se fait la cuisine des eaux de Karlsbad. Il eut la crise tant attendue, une crise splendide, une de ces crises enfin qui font sensation parmi les baigneurs : il fut horriblement malade pendant deux jours, et, durant ces quarante-huit heures, personne, sauf son ordonnance, ne le vit. Le troisième jour, il vint sourire au mince filet d'eau de la Tepel : il était transformé ; c'était réellement merveilleux.

Le colonel triomphait d'autant plus que le comte, bien qu'amélioré très visiblement, n'allait pas aussi bien qu'il aurait pu l'espérer d'après les promesses de son médecin. Quant à moi, j'étais tout à fait indigne d'entrer en lice dans ce tournoi d'un nouveau genre. Je restais invariablement dans le *statu quo*, j'étais rétractaire à ce traitement, cequi agaçait, je ne sais trop pourquoi, le colonel. Il prétendait que c'était pour me distinguer du commun des mortels, que je ne me trouvais pas bien de l'usage des eaux, que c'était par excentricité. Pour un rien, il aurait ajouté que j'étais la honte de Karlsbad et que, s'il était à la place de l'Autriche, il considérerait cela comme un *casus belli*.

Au bout d'un mois, je commençai à en avoir assez : je voyais la plupart des gens autour de moi être plus ou moins satisfaits de leur cure, et moi seul je me trouvais toujours dans le même état, ce qui n'était pas fait pour m'égayer beaucoup. De plus, Karlsbad ne m'amusait pas plus qu'une maison de santé, avec laquelle je lui trouvais pas mal de ressemblance. Je me décidai à partir et j'allai l'annoncer au vieil Hœppfell.

— Ah ! vous voulez partir, monsieur ; eh bien, je ne vous retiens pas ; il y a même longtemps que vous auriez dû partir.

— Vous m'aviez dit, docteur, que la cure exigeait six à huit semaines ; dès lors, je patientais.

— Et vous auriez pu patienter longtemps comme cela..... Savez-vous que si Karlsbad avait beaucoup de clients comme vous, sa réputation ne tiendrait pas longtemps.

— Cependant ce n'est pas ma faute si mon corps ne peut pas s'accommoder de vos eaux.

— Si, c'est votre faute ! Vous avez commis imprudences sur imprudences dès votre arrivée et presque continuellement.

— Docteur, je n'ai commis que les imprudences dont je vous ai parlé. Pour tout le reste, j'ai été très raisonnable.

— Et mon régime, qu'est-ce que vous en avez fait ? Ah ! j'en sais long sur votre compte, grâce au maître d'hôtel, qui, lorsqu'il n'ose pas toujours refuser ce qu'on lui demande, me tient au moins au courant des infractions de mes clients.

— Eh bien, mon hôtelier n'a pas pu vous dévoiler beaucoup de crimes de lèse-consultation. J'ai été, je vous le répète, très raisonnable.

— Comment ! très raisonnable ! Vous l'avez menacé de quitter l'hôtel s'il ne vous fournissait pas une autre nourriture que celle que je lui avais donné ordre de vous servir.

— Ecoutez, docteur : ce n'est pas pour dire du mal de votre station, mais je vous donne ma parole que je n'ai jamais mangé aussi mal qu'ici. Ce n'était pas un régime de diabétique qu'on me faisait suivre, c'était un régime de spartiate, et encore.....

— Sachez, monsieur, que tout cela est calculé

pour aider l'effet de la cure. Votre tempérament et votre constitution n'étaient pas déjà très favorables au traitement de Karlsbad.

— Mais, docteur, encore une fois, il ne dépendait pas de moi d'avoir une constitution plus sympathique à vos eaux.

— Vous n'étiez pas assez pléthorique pour nous, c'est vrai, mais avec beaucoup de prudence de votre côté et un peu d'habileté du nôtre nous serions arrivés tout de même à un beau résultat ; car c'est là qu'éclate l'admirable vertu de nos eaux, c'est que même avec des cas ingrats on peut encore obtenir des effets magnifiques. Mais sans pléthore abdominale et sans régime......

— Une autre fois, docteur, je m'armerai de pléthore et d'ascétisme, puisque ce sont les deux principales conditions de succès dans la cure de Karlsbad.

J'allais rendre visite à mon ami le comte Alessandro Mezzara, avant de partir ; mais je le rencontrai au Kurhaus.

— Eh bien, me demanda-t-il, voilà une saison un peu manquée pour vous.

— Manquée à tous les points de vue ; car enfin, si encore j'avais passé ces quatre semaines d'une façon amusante...

— Le fait est que si les eaux sont efficaces, les

distractions ne le sont pas assez ; on compte tellement sur le prestige de la cure que l'élément mondain y est complètement négligé.

— Trop complètement. Karlsbad me fait l'effet d'une maison de santé ou, si vous aimez mieux, d'une ville où il n'y aurait que des maisons de santé. Et la table ? Avez-vous jamais vu, comte, une table pareille ?

— Quant à cela, sir Archibald, je vous avouerai que je ne l'ai pour ainsi dire pas remarqué. Je vis d'ordinaire avec une telle sobriété que je me contente de tout ; mais je comprends que vous, qui êtes habitué à un confortable.....

— Il ne s'agit pas de confortable, mon cher comte ; mais enfin, si je n'y avais mis bon ordre, je mourais littéralement de faim ou je m'abîmais l'estomac avec leurs éternelles viandes blanches, mal réussies d'ailleurs, et leur laitage. Enfin, je pars demain.

— Et vous allez..., sans indiscrétion ?

— A Vienne d'abord. De là j'irai peut-être faire une excursion pendant le reste de l'été dans les Alpes Illyriennes ; sinon, je me déciderai à retourner en Suisse.

— Au point de vue du pittoresque, c'est parfait. Mais votre maladie, que va-t-elle devenir dans tous ces voyages ?

— Je vous dirai, mon cher comte, que quand je voyage en vrai excursionniste, je me porte généralement assez bien, ou du moins je me maintiens à peu près dans le même état.

— Mais alors il faudrait commencer par améliorer cet état.

— C'est pour cela que j'étais venu à Karlsbad.

— Sans doute; mais puisque Karlsbad ne vous a pas réussi, il serait, ce me semble, à propos d'essayer autre chose.

— Alors, voulez-vous me donner une consultation?

— Vous riez, sir Archibald! Mais si je n'ai pas de médication à vous proposer, je puis du moins vous recommander à un médecin que je connais beaucoup, le docteur Iradio, qui est fort capable, grand dilettante, et avec lequel vous ne vous ennuierez pas, je vous le promets. Dois-je ajouter qu'il a une pointe d'originalité? Je serai bien étonné si vous n'en êtes pas enchanté.

— Et où est-il, votre médecin? A Venise?

— Non; il est bien de Venise, mais c'est à Trieste qu'il exerce.

— Eh bien, je ne demande pas mieux que de me confier à votre ami; d'autant plus que sans cela tout mon été se passerait petit à petit, et je n'aurais rien fait de sérieux pour ma santé.

— Je lui écrirai demain, sir Archibald, pour lui annoncer votre prochaine visite et lui dire de faire pour vous plus encore qu'il ne ferait pour moi.

— Qu'il fasse seulement autant, ce sera fort joli, et je lui en serai très reconnaissant. Il me reste, mon cher comte, à vous remercier de...

— Vous me remercierez en acceptant l'hospitalité au palais Mezzara la prochaine fois que vous passerez par Venise.

Vienne est une ville aimable, élégante, très animée, sans cependant paraître trop populeuse, et qui mérite bien d'être appelée l'Athènes de l'Europe centrale. Vienne ne ressemble à aucune des villes que j'ai vues ; tout au plus aurait-elle quelque chose de commun avec Paris : plus de pittoresque peut-être, mais moins de confortable. Je fus tout de suite séduit ; mais l'accueil fait par les habitants m'influença sans doute plus que la ville elle-même. La politesse exquise, presque cérémonieuse, que l'on rencontre chez tout le monde, à quelqne classe de la société qu'on ait affaire, entre évidemment pour beaucoup dans cette impression favorable que vous fait dès l'abord et que vous laisse cette agréable capitale. Je crois que j'y aurais très volontiers prolongé mon séjour... Mais Trieste et le médecin italien me trottaient par la tête et il fallait de toute nécessité donner satisfaction à mon idée fixe.

CHAPITRE VII.

VARIATIONS D'UN MÉDECIN ITALIEN SUR LE TRAITEMENT DU DIABÈTE.

J'arrivai exténué à Trieste vers l'heure du dîner. Le repas me remit un peu. J'en profitai pour me rendre le soir même chez le docteur Iradio, afin de le voir, ou de savoir l'heure à laquelle je pourrais m'entretenir avec lui le lendemain, car la façon dont on m'avait parlé de lui avait vivement piqué ma curiosité.

— J'allai donc, après le dîner, *Piazza Grande*, où demeurait le docteur. Il était sorti; mais on me dit que si je tenais à le voir le soir même, je le trouverais au *Teatro communale*, où je n'avais qu'à le demander. En effet, quelques instants après, j'étais au théâtre et l'huissier de service, après avoir lu mon nom sur ma carte, m'introduisit dans la loge du docteur, en m'annonçant.

Le docteur Iradio est sinon le plus parfait homme du monde que j'aie rencontré, du moins un des plus charmants; excessivement poli, mais sans obséquiosité, très aimable, mais pas complimenteur outré, très vif, mais sans passion ou sans parti pris, il avait toutes les qualités requises pour séduire des gens comme moi; avec cela, un physique très agréable, un air franc et ouvert, qui prévenaient dès l'abord en sa faveur.

Après m'avoir présenté aux trois autres personnes qui occupaient la loge, — son intime ami, le consul italien, le maestro Faccio et la signora Vera Vassilieff, — il me dit que puisque je lui avais été recommandé d'une façon toute particulière par notre ami commun le comte Mezzara, qui lui avait annoncé mon arrivée et l'objet de ma visite, je pouvais disposer de lui à mon gré, non seulement comme médecin, mais comme cicerone.

— Vous verrez, d'ailleurs, que, dans la circonstance, cicerone et médecin se touchent de près. Pour le moment, vous me permettrez bien de vous dire : à demain les affaires sérieuses.

On donnait ce soir-là la *Traviata*, avec la signora Aminta, engagée pour doubler son amie la Vera dont le public raffolait, mais dont l'humeur capricieuse avait mis plus d'une fois la direction aux abois. Aminta chantait avec une correction, une pureté sans égales. Le consul ne tarissait pas d'éloges.

— Quel style! disait-il à chaque instant.

— Vous m'amusez bien, avec votre style, répliqua Iradio; est-ce qu'il faut du style pour chanter cette musique-là? est-ce qu'il faut même de la voix? Ce rôle n'est pour ainsi dire qu'un soupir ou un sanglot d'un bout à l'autre. Tenez! les rares fois où j'ai vu ce rôle bien rendu, c'était par des artistes à qui il ne manquait précisément que du style, ou qui n'avaient plus de voix. J'ai vu la Frezzolini, une des dernières fois où elle a paru sur la scène : elle n'était plus que l'ombre d'elle-même; mais comme elle rendait Violetta! Je ne sais même pas si elle avait encore la force d'aller jusqu'à la fin de la pièce; mais on ne s'en apercevait pas, tant on était ému. La Piccolomini, elle, avec une jolie voix, n'avait pas pour un centime de style ni de méthode; elle chantait à la diable; mais quand elle jouait ce rôle, elle vous remuait, elle vous faisait verser des larmes, et, sauf le chef d'orchestre, qui suait sang et eau pour la maintenir dans la mesure, et peut-être quelque grincheux professeur de conservatoire, tout le monde éprouvait la même émotion.

— Mais, docteur, dit le consul, le théâtre ne doit pas être la reproduction exacte de la vie réelle; le théâtre est une chose de convention, par conséquent...

— Laissez-moi tranquille, avec vos théories, répliqua le bouillant Iradio ; j'espère que nous n'allons pas recommencer nos interminables discussions sur l'art dramatique. D'ailleurs, je crois que la signora Vera a envie de nous donner son opinion : je m'en rapporte à elle.

— Je trouve, en effet, docteur, que le théâtre ne peut pas pousser l'illusion assez loin pour représenter exactement la vie réelle ; dès lors...

— Pourquoi donc, incomparable diva, interrompit Iradio, démentez-vous si bien vos théories quand vous êtes sur la scène? Je vous ai vue, en effet, les jours où rien ne vous avait mise de mauvaise humeur, jouer précisément ce rôle de Violetta à rendre jalouse la Piccolomini : moins de réalisme peut-être, mais plus de vraie passion ; plus de style évidemment, mais dissimulé, étouffé par le sentiment et l'abandon. Ah ! demandez à vos nombreux admirateurs s'il était possible de pousser plus loin l'illusion, si on ne vous adorait pas comme Alfredo, si l'on ne s'apitoyait pas sur vous, si l'on ne se sentait pas poussé à venir se jeter à vos genoux...

Et le docteur faisait mine de joindre le geste à la parole.

— Docteur, docteur, ne poussez pas l'illusion plus loin ; n'oubliez pas que nous sommes dans la vie réelle.

La soirée se termina tout naturellement au Corso avec des granits et des sorbets. Je dois dire que pendant le spectacle, aussi bien qu'au café, la signora Vera me parut assez aimable à mon égard. Elle avait surtout une façon de me regarder en me disant : « Est-ce qu'on fait cela dans votre pays, milord? » Ses yeux noirs m'enveloppaient pour ainsi dire, et en même temps son sourire semblait un aimant magique qui m'attirait invinciblement. Je balbutiai quelques réponses qui durent lui paraître assez banales ; mais elle avait compris, je crois, grâce à cette merveilleuse intuition de la femme, que j'étais quelque peu intimidé, et que l'émotion me venait d'elle, ce dont elle paraissait ravie.

Enfin, on se quitta, et le docteur me reconduisit jusqu'à mon hôtel.

En route, je n'eus rien de plus pressé que de le questionner sur la séduisante Vera. J'étais venu pour le consulter, et voilà où j'en étais.

— N'est-ce pas qu'elle est charmante?... Qu'est-ce que je dis, charmante, ce n'est pas assez, c'est incomparable qu'il faut dire.

— Elle est on ne peut plus séduisante, docteur, trop même peut-être pour moi, car enfin je suis venu ici pour essayer de me traiter un peu, de façon à rentrer à Londres en aussi bon état que possible, et si j'allais contracter une autre maladie, une de ces maladies contre lesquelles votre art ne peut rien?

— Vous voulez parler de l'amour?... Mais c'est une profonde erreur que de supposer que nous ne pouvons rien contre cela... Ce sont au contraire des cas que j'aime assez ; ça ne manque pas d'intérêt, c'est une occasion d'étudier l'influence du physique sur le moral, et puis ça me sort un peu du champ ordinaire de la médecine.

— C'est égal, docteur, le meilleur traitement de ces cas-là, ce n'est pas à vous que je le demanderais.

— Et à qui donc, s'il vous plaît?

— Mais, tout naturellement, à celle qui aurait causé le mal.

— Dans ce cas, ne comptez pas sur le remède, car vous auriez affaire à la personne la plus impassible, la plus inflexible, la plus...

— Comment! ces yeux où luit une flamme ardente, ce sourire si enchanteur...

— Eh bien, oui, la signora Vera a tout cela, mais je suppose qu'elle n'en a pas conscience, car ce serait trop cruel d'allumer partout sur son passage des désirs, des passions même, pour avoir le plaisi de s'en amuser.

— Peut-être est-ce une façon originale de chercher son idéal : Diogène allumait sa lanterne pour chercher un homme ; sa lanterne à elle, ce sont ses yeux, et ses yeux vous éclairent un homme autrement que ne ferait une lanterne, même promenée par un philosophe ; il n'y a pas un repli secret qui ne doive s'illuminer à cette lumière.

— C'est une idée, cela, cher monsieur ; le fait est qu'il n'y a rien de tel que l'amour pour dévoiler complètement le caractère, pour faire éclater au grand jour vos sentiments, vos pensers les plus secrets... Oh ! c'est une rude femme que Vera.

— Mais, au fait, qui est-elle ?

— Sur ce point, les versions diffèrent : ici, c'est la signora Vera Vassilieff, premier sujet de l'opéra de Trieste. Elle pourrait se passer de jouer, car elle est fort riche ; mais elle a la passion de la rampe : c'est sa vie, c'est son bonheur, c'est tout pour elle, et je crains bien qu'elle n'aime jamais que cela. Il paraît que c'est une femme russe de la meilleure société, veuve d'un grand seigneur, et qui aurait laissé là-bas une grande situation mondaine pour mener une existence plus romanesque et plus indépendante. J'ai vu cependant, il n'y a pas longtemps, un attaché d'ambassade russe qui m'a assuré ne la connaître d'aucune façon et l'avoir vu jouer sous le nom de Floriani au San Carlo. Son opinion à lui, c'est qu'elle est Toscane, qu'elle en a tout à fait le type. Mais je m'y connais ;

ce n'est certainement pas une Italienne, car elle ne parle pas l'italien aussi purement que dans cette province, et elle n'a l'accent d'aucune autre province. Mon opinion à moi, c'est qu'elle est Américaine : il n'y a, voyez-vous, que les femmes de ce pays pour garder une pareille impassibilité au milieu de tant d'hommages, pour ne pas se brûler au contact de tant de désirs allumés... Quoi qu'il en soit, nous l'avons baptisée ici sous le nom de *la princesse de Trébizonde,* et tout le monde à Trieste la désigne ainsi ; elle le sait, d'ailleurs, et en paraît plutôt fière. Ce qui est certain, c'est qu'elle a rendu amoureux fous quantité d'individus plus titrés les uns que les autres et de tous les pays, et que jusqu'à ce jour, bien qu'on ait parfois attribué quelque bonne fortune à tel ou tel, même à moi, on n'a pas remarqué qu'elle ait paru accorder rien de sérieux à personne. Ainsi, *lasciate ogni spelanza, voi ch'intrate* dans cette carrière d'amoureux, et puisqu'il en est temps encore, rebroussez chemin.

— Doucement, doucement, docteur ; vous me faites plus malade que je ne suis ; vous criez au feu avant que l'incendie soit allumé. Enfin, vous êtes dans votre rôle de médecin, vous cherchez à prévenir le mal ; mais, pour le moment, c'est l'autre qui me préoccupe le plus, celui pour lequel je suis venu auprès de vous, et puisque vous m'avez dit tantôt : « A demain les affaires sérieuses », je viendrai vous voir demain si vous le voulez bien, et me mettre entre vos mains.

— Bonsoir donc, sir Archibald, et que les yeux de Vera ne viennent pas troubler votre sommeil.

Je me couchai un peu agité : les yeux de l'étrange Véra me trottaient par la tête. J'avais beau me tourner et me retourner dans mon lit, chercher la position la plus favorable au sommeil, rien n'y faisait. Je ne pus dormir de la nuit. Dès le matin, je me rendis chez le docteur, qui, dès qu'il m'aperçut, ne manqua pas de me demander (fut-ce avec intention ou par formule de politesse?) si j'avais bien dormi la première nuit passée à Trieste. L'amour-propre, et peut-être aussi une certaine pudeur de sentiment m'empêchèrent de lui dire la vérité.

— J'ai passé une très bonne nuit, et me voilà tout disposé à me confier à vos soins.

— Eh bien, puisque vous m'êtes recommandé par un de mes meilleurs amis, je ne puis mieux répondre à sa confiance et à la vôtre qu'en vous mettant tout de suite en traitement.

— Alors, docteur, permettez-moi de vous expliquer dans quel état je me trouve, la marche de ma maladie...

— C'est inutile ; vous êtes diabétique, n'est-ce pas ?

— Sans doute.

— Eh bien, cela me suffit.

— Vous tenez alors seulement à savoir comment on m'a déjà traité ?

— Pas davantage. Comme je suis à peu près certain qu'on ne vous a pas fait faire ce que je vais vous conseiller, peu m'importe qu'on vous ait administré telle ou telle drogue. A chacun sa spécialité ! Mon affaire à moi, ce ne sont pas les drogues ; à mon avis, ça ne vaut pas grand'chose.

— N'en dites pas de mal ! il y en a plus d'une qui m'a rendu de grands services.

— C'est fort possible, car moi aussi j'ai commencé par y croire ; mais maintenant c'est fini.

— Mais pourquoi leur en voulez-vous donc, docteur ?

— Je ne leur en veux pas, mais je n'en veux plus. D'abord leur action est trop inconstante. Perfide comme l'onde, a dit votre grand poète de la femme : il aurait pu appliquer l'expression aux médicaments. Sur vous, par exemple, telle drogue agira énergiquement, alors qu'à un autre elle ne fera pas seulement froncer le sourcil.

— Cependant, quand vous administrez un purgatif...

— On trouve des gens qui prennent une limonade purgative comme une consommation de café, ou qui digèrent l'huile de ricin avec ou sans salade.

— Mais l'opium ?

— Eh bien, tous les jours nous voyons des personnes nerveuses qui ont le caractère si mal fait qu'on ne peut même pas les calmer avec ce médicament. D'ailleurs, avec un purgatif ou un calmant, vous ne constituez pas ce que nous appelons une *médication*. Une maladie chronique, — il n'y a que celles-là qui sont un peu intéressantes, car les autres guérissent toutes seules, — ne se guérit pas avec de l'eau de Pullna, ni avec de l'opium. Il faut des drogues qui puissent agir d'une façon continue... Alors, de deux choses l'une : ou vous risquez d'empoisonner votre malade en voulant aller trop vite ou trop énergiquement, ou bien vous n'obtenez que de traîner la maladie en longueur et le malade en langueur.

— Mais peut-être y a-t-il un moyen terme, et c'est là probablement ce qui constitue l'art du médecin.

— Oui, cela se dit, mais croyez-moi, je suis du métier, il ne faut pas trop s'y fier. Mais je n'ai pas fini mon réquisitoire... vous m'empêchez de parler.

— Je hasarde timidement une réflexion, mais je

m'incline devant votre compétence. Continuez donc, cher docteur, votre réquisitoire qui m'intéresse plus que je ne saurais vous le dire.

— J'ai encore un reproche à leur faire, à vos drogues : c'est que quand il s'agit d'une chose aussi précieuse que la vie, on soit obligé d'avoir à compter avec l'honnêteté ou l'habileté d'un fabricant de produits chimiques, avec la prudence d'un élève en pharmacie, toutes choses sur lesquelles il ne faut pas élever le moindre doute, sans cela plus de pharmacopée possible.

— Mais enfin, si vous supprimez les médicaments, vous supprimez du même coup la médecine.

— Erreur, très cher monsieur; je supprime des moyens sur lesquels je crois ne pouvoir pas compter, voilà tout.

— Voilà tout? Vous promulguez un code nouveau qui est bien simple et qu'on peut ainsi formuler :

Article 1er. Il n'y a plus de drogues.

Article 2. Il est parfaitement inutile de les remplacer par autre chose.

— Je proteste, je proteste : je supprime les drogues, c'est vrai, mais j'ai recours à d'autres moyens. Si je détruis, vous voyez que j'édifie ensuite.

— Eh bien, révolutionnaire docteur, peut-on savoir ce que vous mettez à leur place ?

— Il faut bien que vous le sachiez, puisque je compte vous soumettre à l'action de quelques-uns de ces moyens. Je vous dirai donc que nous avons à notre disposition d'abord l'aérothérapie.

— Ce qui veut dire, je suppose, traitement par le grand air ?

— Pas du tout ; c'est beaucoup plus compliqué que cela. L'aérothérapie est une médication très puissante et très complexe, qui comprend plusieurs moyens, au nombre desquels ne figure nullement le grand air : ainsi l'air comprimé, l'oxygène, et l'air ozonisé sont les trois principaux agents dont dispose l'aérothérapie.

— Et vous comptez me faire faire leur connaissance ?

— Dès demain nous commençons. Vous verrez comme c'est commode : avec moi, il n'y a pas à se rappeler combien de pilules ou de cuillerées, si ce sont des cuillerées à soupe ou à café, s'il faut prendre cela avant ou après le repas, ou en se couchant, si l'on peut continuer de vaquer à ses occupations, et un tas d'autres choses. Vous entrez dans une maison tout comme une autre ; on vous installe dans une petite pièce confortable, vous y restez suivant le cas un quart d'heure, une demi-heure, une heure au plus; pendant ce temps, vous pouvez lire votre journal ou faire votre correspondance, ou même déguster un peu de sherry ou de bière de Munich, et puis c'est tout. Vous sentez en sortant de là que votre poitrine se dilate mieux qu'auparavant; il vous semble que vous êtes devenu plus léger, que tous les rouages de votre organisme fonctionnent avec plus d'aisance. De plus, chose particulièrement importante pour vous, vous ne tarderez pas à constater que votre machine — car vous savez que nous sommes une vraie machine à vapeur — consume avec plus d'énergie les matériaux qui s'y engouffrent. En un mot, votre sucre se brûlera à l'intérieur, au lieu de filtrer à l'extérieur ?

— Parfait, parfait, docteur, c'est superbe! Savez-vous qu'avec vos allures artistiques et mondaines, on ne vous croirait pas aussi savant que vous l'êtes.

— C'est parce que vous voyez toujours les savants comme au moyen âge, portant perruque, lunettes et chapeau d'astrologue, pâlissant le jour sur des in-quarto que les souris grignotent la nuit, et ne parlant que latin de peur de laisser dévoiler leur science par des profanes. Nous avons changé tout cela.

— Et bien d'autres choses, témoin votre façon

de traiter les maladies, qui aujourd'hui ne ressemble à rien de ce qui se faisait autrefois. Et dire qu'on a eu de tout temps de l'air sous la main et qu'on n'a jamais eu l'idée de l'employer comme vous allez me le faire faire !

— Ainsi, c'est entendu : deux séances par jour. Quant à la durée, remettez-vous-en au directeur de l'établissement. Arrangez-vous pour que votre pharmacien puisse faire une analyse aujourd'hui même, et recommencez dans huit jours, afin de mieux nous rendre compte des effets obtenus.

Huit jours plus tard, j'étais chez l'aimable docteur, avec une note de mon pharmacien.

— Je vous fais mes compliments, lui dis-je, sur votre aérothérapie : il me semble que je n'ai jamais été aussi bien portant, aussi allègre et aussi en appétit. Je mangeais déjà assez bien, mais maintenant je dévore. Seulement, je n'engraisse pas, je crois même que je diminuerais plutôt. Cela m'importe peu, du reste, puisque je me trouve très bien. Le pharmacien est-il d'accord avec moi?

— Le pharmacien n'est pas complètement d'accord avec vous, ou du moins c'est moi qui interprète ainsi les résultats qu'il me communique : moins de sucre, c'est vrai, mais le double d'urée ; ce qui veut dire, mon cher client, que vous vous usez trop vite. Vous êtes, en ce moment, comparable à un budget qui se solde en déficit : les apparences peuvent être très brillantes, quand on sait les faire valoir ; mais, au bout d'un certain nombre de budgets de cette sorte, ce serait la faillite, la banqueroute. Cela n'enlève rien d'ailleurs au mérite du médicament. ...

— Ni à celui du médecin.

— Mais cela indique qu'il faut passer à autre chose. Peut-être bien qu'en insistant davantage....

— En effet, songez donc, docteur, huit jours seulement ; quelque merveilleux que soit ce moyen — et je ne doute pas pour ma part qu'il le soit — on ne peut pourtant pas exiger, en si peu de temps, la guérison d'une maladie aussi enracinée que la mienne.

— C'est égal, je vois déjà qu'il ne réussira pas, parce que les choses ne marchent pas tout à fait comme je l'espérais ; aussi est-ce inutile d'insister. Je ne suis pas homme à m'entêter, comme nombre de mes confrères, sur un médicament : tous les jours, vous voyez des médecins appliquer un remède qui leur a réussi, dans un cas, à tous les cas qu'ils rencontrent de la même maladie ; ils ne s'aperçoivent pas qu'il y a autant de maladies que de malades, et que, pour chaque cas, c'est une nouvelle étude à faire. Ce serait, ma foi ! trop commode, s'il en était autrement, et c'est ce qui fait que notre art est si difficile. Donc, vous n'allez pas au médicament, ou le médicament ne vous va pas, peu importe ; nous passerons à un autre. Il en est de la médecine comme de la musique : chaque cas réclame son médicament particulier, comme chaque époque a son genre de musique.

— Excepté dans votre pays, mon cher docteur, où le règne de l'ariette n'est pas près de finir.

— C'est une erreur, sir Archibald ; l'Italie n'est plus le pays où fleurit la mélodie, ou, si elle y fleurit encore, ce n'est plus à l'état d'ariette. Pour un rien, vous me demanderiez des nouvelles de Palestrina, et je vous répondrais qu'il se porte aussi bien que le bon Purcell. Qui est-ce qui pense encore chez vous au prédécesseur de Handel-la-perruque ? Eh bien, nous aussi, nous avons marché, et si nous n'avons pas complètement versé dans le naturalisme ou dans la mélodie continue, nous savons au besoin faire du Wagner tout aussi bien que M. Sullivan fait du Gounod.

— Bon Dieu ! quel entrain, docteur, quand vous enfourchez le dada de la musique...

— Ou de la médecine ; car, en réalité, j'aime ces deux sciences, ou ces deux arts, à ne savoir laquelle préférer... Mais je m'arrête, car si je me laissais aller sur la pente d'une digression, je ne sais jusqu'où j'irais, et vous-même ne sauriez plus si vous avez affaire à un dilettante ou à un médecin. Quant à moi, je ne dois pas oublier que c'est une consultation médicale et non une dissertation musicale que vous demandez. J'en reviens donc à nos moutons, c'est-à-dire... mais je ne sais plus où nous en étions.

— Vous disiez, je crois, que ce ne sont pas les moyens de traitement qui manquent.

— En effet, nous avons encore la métallothérapie, l'électrothérapie, l'hydrothérapie, l'homéopathie...

— Vous croyez donc à l'homéopathie?

— Je n'y crois pas beaucoup, mais enfin j'ai vu un ou deux faits assez extraordinaires qui m'ont frappé beaucoup, et que je n'ai pu m'expliquer qu'en admettant une certaine action de l'homéopathie. Enfin, il y a là pour moi un point d'interrogation, et je me dis parfois: qui sait? Ce qu'il y a de bien plus positif, c'est que c'est un moyen moral précieux et dont la médecine ne doit pas se priver à l'occasion. Que voulez-vous? il y a des gens qui viennent vous assurer que l'homéopathie peut seule les guérir : dans ce cas, elle réussit souvent. Mais ce n'est pas là votre cas; aussi je ne me crois pas obligé de vous faire passer par là.

— A vos ordres, docteur; faites ce que vous conseillera votre sagesse.

— Dites plutôt mon intuition, car la sagesse ou la science — ce qui est tout un, — est peu de chose quand elle n'est pas accompagnée de ce don particulier, le flair médical, que j'appelle *intuition*. Je vous disais donc que nous laissions de côté l'homéopathie ; je la tiens en réserve pour les gens qui ont cette marotte-là en tête. Je vous ferais bien essayer de l'hydrothérapie ; mais c'est devenu un moyen si banal, que je n'y ai plus confiance... Et puis, vous en avez fait à Vichy, à Karlsbad... non, assez d'eau comme cela.

— Pardon, docteur, mais je crois me rappeler maintenant que lorsque vous m'avez annoncé, il y a huit jours, que vous me traiteriez par l'aérothérapie, vous m'avez en même temps indiqué que cette méthode comportait trois moyens, je ne sais plus bien lesquels, mais enfin trois moyens ; or, qui de trois ôte un...

— Reste un, car j'élimine le second, qui n'est, en quelque sorte, que la reproduction du premier. C'est très heureux, mon cher client, que vous ayez une si bonne mémoire ; car, dans mon empressement à vous voir vous améliorer, je passerais à côté d'excellents moyens sans les voir. Nous allons donc essayer de l'aérothérapie d'une autre façon. Je vais vous faire respirer maintenant de l'air ozonisé : ici, plus de boîte hermétiquement fermée, avec ses hublots en guise de fenêtres. Vous aspirez cela comme si vous fumiez le narguilé. Avez-vous jamais fumé le narguilé ?

— Non, et vous, docteur?

— Souvent, mais en imagination seulement, car nous autres, Italiens, nous avons un peu des pays de l'Orient ; nous sommes même les vrais orientaux de l'Occident.

— Mais, au fait, qu'est-ce que c'est que votre air ozonisé, si vous ne trouvez pas ma question trop indiscrète ?

— C'est tout simplement de l'air dans un état particulier, un air chargé d'électricité, de l'air tout neuf, qui n'a jamais servi, enfin un air qui a des propriétés toutes spéciales, mal connues dans leur essence, mais mieux par leurs effets, qui sont très puissants. Cet air excite au suprême degré tout l'organisme, et lui communique une énergie vitale, une activité...

— Mais alors, je vais continuer à m'user trop vite.

— Non, ce n'est pas tout à fait cela. Vous verrez bien, d'ailleurs. Ayez seulement un peu de patience, et vous m'en direz des nouvelles.

Cinq à six jours plus tard, en passant devant le Tergesteum je rencontrai cet excellent docteur

Tradio en un moment où j'aurais le moins aimé le voir, car j'étais loin d'être content de moi. Cette fois, j'avais l'air bien moins gai, moins en train qu'à notre dernier entretien. Il s'en aperçut d'ailleurs tout de suite.

— Eh bien, mon ami, vous ne me paraissez pas bien dispos aujourd'hui ; auriez-vous eu de mauvaises nouvelles au Lloyd? il vous est cependant arrivé quelque chose, car je ne puis admettre que le malaise que vous paraissez avoir soit l'effet de l'air ozonisé.

— C'est vrai, cher docteur, je suis triste, je suis découragé, et cet état moral retentit probablement sur le physique, car je ne me sens pas la moindre énergie ; mais je m'empresse de vous dire que je crois votre médicament parfaitement innocent...

— Innocent, peut-être ; mais pas inoffensif, cependant.

— Je veux dire que s'il n'a pas agi comme vous l'auriez désiré et comme les deux premiers essais me l'avaient fait espérer, c'est ma faute, ou plutôt c'est la faute des circonstances.

— Allons, allons, je devine : où est la femme?

— Vous avez touché juste, docteur ; vous êtes décidément d'une perspicacité !

— Et pour justifier vos éloges, me voilà alors obligé d'ajouter qu'on a dû être cruel à votre égard, et que la barbare en question... Mais je vous avais bien prévenu, cependant, que Véra vous éconduirait comme les autres, — car il ne faut rien moins que Véra pour vous avoir mis dans un aussi piteux état... — Voilà bien la faiblesse humaine : on nous montre quelque chose de brillant et tout séduisant ; « méfiez-vous, nous dit-on : ce spectacle si attrayant n'est qu'un mirage et cache un danger ». On rit et on donne tête baissée dans le piège... Mais où donc et comment avez-vous revu Véra?

— Le lendemain soir du jour où j'eus le plaisir de la voir pour la première fois, je la retrouvai dans la loge du consul d'Angleterre ; elle fut charmante à mon égard comme la veille, davantage même, et m'invita à venir la voir quand je n'aurais rien de mieux à faire... et naturellement, tous les jours je n'ai eu rien de mieux à faire, si bien qu'hier j'ai témoigné, trop ouvertement, à ce qu'il paraît, le plaisir que je prenais à ces visites : mon langage avait un tel accent de sincérité et une telle chaleur que l'illustre diva en a été visiblement effrayée, non pour elle, m'a-t-elle dit, mais pour moi, et sur l'heure elle m'a signifié mon congé en termes fort aimables et très spirituels, plus spirituels même que je ne l'aurais voulu, mais en même temps très formels.

— Sans compter qu'elle a eu parfaitement raison : vous auriez fait trop de jaloux, mon cher. Il vaut mieux d'ailleurs pour vous que cela finisse ainsi : en admettant qu'elle eût comblé vos vœux, j'ai de bonnes raisons pour croire que vous n'auriez pas été à la hauteur de la situation. Je trouve même que la Vera vous a relativement favorisé, car elle aurait pu, sans se compromettre pour cela davantage, laisser votre penchant devenir une vraie passion au point de vous pousser peut-être à quelque acte déraisonnable, comme cela est arrivé à lord Ellenmore et au comte Emilio Gaetani. Je vous le répète, je suis enchanté, dans notre intérêt commun, que le dénouement prévu soit arrivé si vite, car enfin cette petite digression sentimentale n'était pas du tout dans mon programme. Je ne dis pas que, dans certains cas, j'aurais été ennemi de cette diversion, et même que je ne l'aurais pas conseillée ou encouragée comme moyen de traitement.....

— Comment! docteur, vous traiteriez quelqu'un par l'amour ?

— Eh bien, pourquoi pas ? Cela vous paraît peut-être en dehors des habitudes, excentrique comme on dit chez vous ; mais qu'importe, si cela réussit. J'en ai vu bien d'autres en fait de traitement bizarre. Tenez, moi qui vous parle, j'ai connu un de vos compatriotes qui s'est guéri de la même maladie que la vôtre par la musique.

— Comment cela? en faisant de l'entraînement avec le trombone à coulisse, l'ophicléide ou la grosse-caisse?

— Vous n'y êtes pas, mon cher, vous en êtes à cent lieues. Ce gentleman, qui était mélomane et antiquaire, s'était donné pour mission de recueillir et de reconstituer les principaux chants guerriers de la Grèce et de la Rome anciennes. Il comptait même pousser ses recherches jusqu'en Perse, dans l'espoir de retrouver le fameux chant entonné par l'armée des Mèdes et des Perses à Marathon. Il a couru de bourgade en bourgade, de chaumière en chaumière, mendiant partout des airs populaires qu'il payait grassement et reproduisait à l'aide d'un système de notation bizarre tenant à la fois de la notation musicale ordinaire et de la sténographie. Cette vie nomade, toujours en plein air, accidentée de découvertes dont l'influence morale était des plus favorables, a eu un résultat merveilleux : parti avec soixante-quinze grammes de sucre, il n'en avait plus, au bout de trois, que des traces et encore seulement quand il faisait un petit écart de régime.

— Mais savez-vous, docteur, que cet exemple est très encourageant.

— Il fait honneur à la noble opiniâtreté que vos compatriotes savent au besoin mettre au service d'une cause sérieuse, et que les miens ne savent peut-être pas assez imiter.

— Ne vous calomniez donc pas : du reste, vous n'avez rien à nous envier, vous avez fait vos preuves. Quant au cas que vous venez de me citer, il me rappelle fort à propos que moi aussi j'ai fait de l'archéologie, mais pas dans le même but ni avec le même résultat. Il est vrai que ne connaissant même pas alors ma maladie, j'ignorais tout le parti qu'on pouvait tirer d'une semblable occupation. Quoi qu'il en soit, soyez bien convaincu, docteur, que ce fait ne sera pas perdu pour moi et qu'à l'occasion je saurai m'en souvenir et en faire mon profit. Seulement, bien que vous m'ayez communiqué un peu de votre goût passionné pour la musique...

— Pour la musique, ou pour les musiciennes?

— Non, non, c'est très sérieux, pour la musique; je ne vous réponds pas que j'irai jusqu'à étudier sur les lieux les chants populaires des peuplades sauvages de l'Amérique ou de l'Afrique. Je laisse cela à de plus entreprenants que moi ; mais je comprends très bien maintenant comment je pourrai plus tard faire bénéficier ma santé de la poursuite de mes études favorites. Pour l'instant, il s'agit de traitements moins accidentés.

— Moins accidentés?..... cela dépend comme vous l'entendez.

— Je comprends votre allusion, docteur, mais je vous assure que désormais je ne me permettrai plus la moindre diversion.

— Et vous aurez raison, car si vous gaspillez ainsi mes médications, je serai vite à bout de ressources.

— Mais je suis prêt à recommencer votre dernier essai avec l'air ozonisé, car je ne compte pas comme chose bien sérieuse les quatre ou cinq séances que j'ai faites, surtout dans les conditions que vous savez.

— Non, non, plus de ce moyen : il ne vous a pas réussi, quelle qu'en soit la cause, cela me suffit. Il est défloré, il n'en faut plus. D'ailleurs il aurait le grand désavantage de vous rappeler d'amers souvenirs et par suite il n'aurait plus de prestige à vos yeux.

— Eh bien, passons à autre chose.

— Voici mon plan : j'avais d'abord l'intention d'essayer de la métallothérapie dont je crois vous avoir déjà parlé ; mais cette médication n'est pas encore assez bien connue, et, de plus, nous n'avons pas le temps de faire des études *in anima nobili*. Plus tard, quand je serai mieux édifié, je ne dis pas que je ne vous en ferai pas goûter. Pour le moment, nous allons tenter de l'électrothérapie, et si ce moyen héroïque échoue, il nous restera encore les distractions, à condition d'en trouver d'assez puissantes pour absorber le physique et le moral.

— Adopté le plan en question. Maintenant, docteur, une seule question, ou plutôt une simple explication. J'ai parfaitement compris naguère comment l'air comprimé, l'air ozonisé, pouvaient agir sur l'organisme en général, et sur ma maladie en particulier; mais je ne vois pas bien tout d'abord ce que l'électrothérapie, ce qui veut dire sans doute traitement par l'électricité, peut avoir à faire avec mon cas.

— Admettez-vous que vous ayez le système nerveux affaibli, ou bien — ce qui est la même chose — admettez-vous que depuis l'invasion de cette maladie vous n'ayez plus la même énergie physique et morale, que vous vous laissiez très facilement aller au découragement, que les émotions aient bien plus aisément prise sur vous et vous affectent aussi plus péniblement? et tout cela ne dénote-t-il pas un certain état d'affaissement de votre système nerveux?

— C'est parfaitement exact, docteur : je n'ai jamais été aussi impressionnable qu'en ce moment, et jamais aussi je ne me suis laissé plus profondément affecter par les moindres contrariétés ; évidemment, mon système nerveux doit être dans un pauvre état.

— Eh bien donc, il est parfaitement rationnel de le remonter. Mais, pour arriver à un résultat prompt et net, il ne faut pas s'amuser avec des médicaments à peu près inoffensifs : il faut agir hardiment et énergiquement. Un bain électrique tous les jours, et deux séances par jour d'électrisation localisée, voilà ce qu'il faut.

— Et nous commençons cette nouvelle cure.....?

— Dès demain ; le temps seulement de m'assurer que mes appareils fonctionnent bien.

Pour le coup, la médication fut énergique : à la suite du premier jour du traitement, je ne pus reposer de la nuit ; je fus tout le temps en proie à une agitation indicible ; je tressautais involontairement ; je sentais comme si des milliers d'épingles me piquaient imperceptiblement. Le docteur m'assura que ces phénomènes ne faisaient qu'indiquer une susceptibilité très vive en même temps qu'une grande dépression et qu'ils ne tarderaient pour sûr pas à se calmer. Malheureusement cet état ne fit que s'exalter, si bien que je demandai au docteur s'il ne convenait pas de suspendre pour un temps l'électrothérapie. J'ajoutai, bien que ma confiance en lui commençât à s'ébranler, que j'étais tout disposé à recourir à telle autre médication qu'il jugerait utile.

Il fallait, sans doute, une maladie aussi commode que la mienne pour se prêter à des traitements si extraordinaires que je n'en avais jamais entendu parler: peut-être même penserez-vous, malicieux lecteur, que mon caractère était à la hauteur de ces traitements. A cela je vous répondrai que ce serait mal connaître les malades en général, et surtout ceux atteints d'une affection chronique, que de les croire capables de s'étonner de quelque chose en fait de traitement, tant l'instinct de la conservation les domine! Néanmoins, de temps en temps, le patient essaye de raisonner : alors il déraisonne sur la médecine, sur sa situation personnelle; il fait des théories physiologiques ou médicales à faire frémir, sans doute, les savants du moyen âge. Mon raisonnement, pourtant, n'était pas, dans la circonstance, absolument dénué de bon sens. Je me disais qu'en somme tous ces essais, étant donné le caractère sceptique de leur promoteur, et les vicissitudes qui en avaient entravé la mise en pratique régulière, ne devaient aboutir à aucun bon résultat, ou du moins à aucun résultat durable; qu'il fallait faire plus sérieusement les choses sérieuses. Or, je savais, par expérience, combien, dans le traitement du diabète, l'observance minutieuse de tous les détails d'une médication a d'importance, et quelle influence elle a sur le résultat définitif.

Je n'hésitai pas à faire part au docteur Iradio de mes réflexions, avec tous les ménagements possibles.

— Tout cela, voyez-vous, mon cher client, répliqua-t-il, c'est affaire de tempérament et d'imagination. Moi, ma conviction est que votre tempérament, d'accord en cela avec votre caractère et la nature de la maladie, a besoin, avant tout, de distraction. Mon scepticisme n'est qu'apparent, croyez-le bien ; je suis convaincu que la moitié des malades et des maladies n'ont besoin que de distraction pour guérir. Je ne suis pas assez naïf pour formuler des distractions : les clients me riraient au nez. Voyez-vous un Hippocrate moderne libellant une ordonnance ainsi conçue :

Le médecin soussigné, etc., etc., conseille :

1° Une visite archéologique aux ruines de Carthage ;

2° Explorer la région du haut Zambèze ;

3° Aller en vélocipède de San-Francisco à New-York.

Si ces moyens ne réussissent pas :

4° Faire la cour à la princesse de Trébizonde.

Notez qu'au fond ces moyens sont plus sérieux qu'il n'en ont l'air, et je les qualifierais même d'héroïques dans certains cas. Mais on crierait à l'excentricité, si l'on se permettait de semblables prescriptions. Eh bien ! pour en revenir à mon système, un des meilleurs moyens de distraire un malade, c'est assurément de le traiter. Vous ne savez pas — je me trompe — vous savez parfaitement qu'il n'y a rien pour le malade de comparable, en fait de distraction, au commencement d'un traitement : à ce moment, tout est illusion et espérance ; tout nouveau, tout beau, et quand c'est un médicament ou une médication dont il n'a jamais entendu parler, c'est encore mieux. Répondre à un malade, qui, au bout de huit jours d'un traitement, ne se trouve nullement amélioré, qu'il n'y a pas autre chose à faire qu'à continuer, c'est un système qui demande une bien grande autorité et une foi robuste dans la médecine d'une part, et une forte dose de confiance et de patience du côté du malade. Huit fois sur dix, le client va trouver un autre grand médecin qui lui fait refaire sous un autre nom ce qu'il vient d'essayer, et ainsi de suite. Et voilà pourquoi je vous ai fait entreprendre pas mal de médications, la plupart peu connues. Vous paraissez croire maintenant que je vous ai fait changer trop souvent, que vous n'avez pas assez persisté dans chacun des traitements que je vous ai conseillés, que vous ne les avez peut-être pas pratiqués assez minutieusement. Vous avez même, je crois, prononcé le mot de « rigueur scientifique ».

— Eh! sans doute, la science est la science, et non de la fantaisie.

— Je vous ai déjà dit, interrompit le docteur avec sa volubilité imperturbable, que je ne suis pas un savant de profession. D'abord, je ne crois pas à la médecine comme science : je regarde d'où vient le vent, je pratique un peu d'instinct, un peu d'empirisme, beaucoup d'inspiration et de fantaisie, et surtout avec une profonde connaissance du moral. Maintenant, que vous, mon cher client, vous veniez me dire que vous croyez à la médecine scientifique et que nous avons eu peut-être tort de ne pas en essayer, c'est votre droit, c'est votre affaire. Vous voulez tâter de la science expérimentale? Rien n'est plus facile, vous n'avez qu'à aller vous faire soigner à l'Institut polyclinique de Artzburg-sur-l'Ammer, où pratique, enseigne et peut-être même guérit le célèbre professeur von Humbug.

— Eh bien! oui, je ne serais pas fâché de soumettre mon cas à un savant de pareille renommée. J'aurais même peut-être dû commencer par là, au lieu de faire l'école buissonnière, école que je ne regrette nullement, car, en votre compagnie, elle ne pouvait être qu'agréable. Mais, en définitive, puisque nous n'avons rien de plus précieux ici-bas que la santé, il me semble que ce n'est pas trop de la médecine la plus savante pour nous la conserver ou nous la rendre.

— Vous m'avouerez du moins, sir Archibald, que si je ne vous ai pas tout à fait rendu la santé, je ne vous ai pas pris votre gaieté. Je vous souhaite autant de chance avec la médecine scientifique.

— Croyez bien, cher docteur, que si je me décide à tenter de nouveaux essais thérapeutiques, je ne vous en conserve pas moins une grande reconnaissance pour tout ce que vous avez fait à mon égard, car vous m'avez vraiment témoigné un intérêt...

— Bien, bien ; je connais trop le cœur humain des malades pour ne pas trouver votre idée toute naturelle. Seulement, puisque vous reconnaissez que je vous ai porté beaucoup d'intérêt, vous voudrez bien admettre, je vous prie, que, partout où vous irez, je continuerai à m'intéresser à vous et à votre cas. Aussi, invoquerai-je au besoin la gratitude que vous avez bien voulu me témoigner, pour vous demander de me tenir au courant de vos nouvelles.

— De grand cœur, mais je ne réponds pas que ma correspondance soit bien gaie. Enfin, vous ferez comme mon excellent docteur P..., de Londres, vous serez indulgent pour un malade qui, comme tous ses pareils, a des moments d'hypocondrie. Je vous promets même, si je viens à prolonger mon séjour sur le continent, de repasser par Trieste, ne serait-ce que pour vous serrer la main et être un peu réconforté par votre entrain.

Le soir même, je prenais mon billet pour Artzburg-sur-l'Ammer, où j'arrivai le lendemain matin.

CHAPITRE VIII.

LA MÉDECINE DE PRÉCISION A L'INSTITUT POLYCLINIQUE DE ARTZBURG-SUR-L'AMMER.

Artzburg-sur-l'Ammer est une jolie petite ville de six à huit mille âmes, admirablement bien située et tout entourée de sites charmants. Peu de commerce et d'industrie ; c'est une ville universitaire par excellence : on y compte cent cinquante professeurs ordinaires, vingt-cinq extraordinaires, et un nombre fort respectable de *privat docenten ;* quant au nombre des élèves, il dépasse à peine d'une cinquantaine l'ensemble du corps enseignant. La Faculté de philosophie est celle qui compte le plus d'élèves ; après vient la Faculté de médecine. Cette spécialité universitaire, jointe à l'absence presque complète de vie commerciale, donne à la petite ville un cachet tout particulier qu'on ne retrouve guère qu'en parcourant l'Allemagne, et dont nos grandes villes universitaires de Grande-Bretagne ne peuvent donner l'idée ; cela me rappelait plutôt Eton ou Harrow qu'Oxford ou Cambridge, bien que la population écolière d'Artzburg fût bel et bien émancipée.

Après trois semaines passées à Trieste, dans cette ville d'affaires et de mouvement, au contact de cette foule bigarrée de Juifs, d'Allemands, d'Italiens, de Levantins, c'était un grand plaisir pour moi de rencontrer la paisible sérénité d'une ville du moyen âge ; ce milieu calme et sérieux me semblait mieux s'accorder avec mon état valétudinaire ; j'étais convaincu, du moins à ce moment, que pour suivre avec fruit un traitement d'une certaine durée, il n'était pas mauvais de vivre dans un recueillement relatif.

C'est dans ces dispositions physiques et morales éminemment favorables que je me rendis, dans l'après-midi, à l'Institut polyclinique du professeur von Humbug.

Je fus reçu à l'Institut par un médecin résidant, âgé de trente ans à peine, mais en paraissant largement quarante-cinq, grâce à sa calvitie précoce. Je lui manifestai le désir d'avoir une consultation du professeur von Humbug ; à quoi il me répondit que le professeur ne donnait pas de consultation, mais qu'il traitait à l'Institut, et que si je tenais à être soigné par lui, il fallait commencer par entrer à l'Institut comme pensionnaire et me soumettre aux usages et règlements de la maison. Je déclarai donc que je consentais à entrer dans l'établissement et que, désireux avant tout de me guérir, je me soumettrais à toutes les prescriptions du savant docteur et ferais de mon mieux pour en seconder les bons effets.

Alors, après avoir sommairement constaté l'absence de fièvre et de symptômes de maladie aiguë, le jeune médecin sonna un domestique.

— Conduisez monsieur au bureau, et de là au pavillon des maladies chroniques.

Au bureau, simples formalités administratives : nom, prénoms, domicile, parents, etc.; puis on me fait payer huit jours d'avance, soit, à 25 marcs par jour, 200 marcs, qui sont acquis à l'établissement quand même je m'en irais le lendemain. Enfin, dernière condition, je suis tenu de signer une déclaration par laquelle, en cas de décès, j'autorisais, dans l'intérêt de l'humanité, l'examen des organes atteints par la maladie. J'eus, je l'avoue, un moment d'hésitation ; mais je signai.

Je dois dire cependant que cette dernière formalité administrative jeta un léger froid sur mes bonnes dispositions. « C'est un endroit, me dis-je en moi-même, où on prend d'avance ses précautions vis-à-vis des vivants et même vis-à-vis des morts. » Néanmoins, ce sentiment fut tout à fait passager ; je me dirigeai donc vers le pavillon des maladies chroniques.

Pendant qu'on s'occupait de faire transporter ma valise à l'Institut, on m'invita à visiter l'établissement et à choisir une chambre. Je n'eus pas de peine à reconnaître que le bâtiment avait été conçu, exécuté et disposé d'après les progrès les plus récents de l'hygiène et que mon savant ami le docteur Richardson aurait pu l'admettre à l'honneur de figurer dans sa ville hygiénique idéale, son *Hygeia*. Outre cela, rien n'avait été négligé pour le confortable des pensionnaires, non pas peut-être ce confortable intime qui satisfait surtout l'imagination, mais ces mille commodités que l'art perfectionné de la mécanique et de la physique ont apportées dans l'habitation moderne. Peut-être même avait-on poussé jusqu'à l'exagération cette recherche des applications de la science au confortable intérieur. J'étais loin, à ce moment, de me douter des perfectionnements autrement subtils dont je devais faire la connaissance.

Quand je fus enfin installé dans ma chambre, en tête-à-tête avec ma valise, je me sentis un peu plus isolé que je ne l'aurais peut-être désiré. Etait-ce la perspective de mon autopsie dûment autorisée par moi qui me revenait à l'esprit? Je ne sais, mais j'étais tout disposé à me laisser aller à la tristesse. Heureusement, la visite d'un médecin résidant vint à propos faire diversion.

Ce monsieur m'annonça qu'il était non pas le professeur-directeur de l'institut, mais simplement un des nombreux médecins résidants, chargé en particulier de prendre des notes sur les causes et la nature des maladies. « Le professeur est si occupé, me dit-il, qu'il lui serait impossible de suffire à la besogne, si des aides instruits ne lui préparaient les éléments de son travail de médecin et de professeur. » Il ajouta que le travail des aides consistait précisément à recueillir, sur tout nouveau malade, des notes aussi complètes que possible, de telle manière qu'après avoir pris connaissance de ces documents, il se trouvait ainsi, en quelques minutes, au courant de l'état actuel de chaque pensionnaire. Or, comme cette enquête préliminaire demandait au moins vingt-quatre heures, attendu qu'elle exigeait le concours de plusieurs aides-médecins, et que les visites du professeur n'avaient lieu que le matin, sauf urgence absolue, il en résultait que je ne pourrais avoir la consultation du directeur que le surlendemain matin... Tout cela fut dit assez sèchement.

Je comprenais parfaitement que la nature de ma

maladie ne nécessitait pas une intervention immédiate; mais enfin, il n'en était pas moins vrai que j'avais fait quinze heures de chemin de fer pour venir consulter le professeur von Humbug, j'avais déjà payé 200 marcs d'avance et signé un permis d'autopsie, et j'avais à attendre trente-six heures cette visite si vivement désirée. Involontairement, je pensai au docteur Iradio que j'avais trouvé tout de suite lui, et si empressé, si affable, toujours à ma disposition, et avec la meilleure grâce du monde.

Toutes ces circonstances contribuèrent, sans même que je m'en aperçusse, à accentuer l'impression de froideur que j'éprouvais depuis quelques moments. Néanmoins, comme j'étais décidé avant tout à me soigner, je réagis assez promptement contre ces petites contrariétés, et j'annonçai au médecin suppléant que j'étais à sa disposition pour lui fournir tous les renseignements qu'il jugerait de nature à pouvoir éclairer M. von Humbug sur ma maladie et le traitement qu'elle réclamait.

Alors il procéda à mon interrogatoire avec toute la solennité d'un coroner.

— Votre nom, monsieur?

— Sir Archibald Heartstone.

— Votre âge?

— Trente et un ans, trois mois.

— Où êtes-vous né?

— A Learmouth, dans le Northumberland.

— Avez-vous encore vos père et mère, et si vous les avez perdus, savez-vous de quoi ils sont morts?

— Ma mère est morte, il y a huit ans, d'une maladie de foie, ou plutôt, comme a dit le médecin, d'une complication de colique hépatique, et mon père a succombé à une attaque de goutte qui se serait, paraît-il, portée au cœur. Outre cela, mon père a été toute sa vie sujet à des vertiges à la suite d'une chute sur l'occiput qu'il avait faite dans sa jeunesse au gymnase.

— Savez-vous quelque chose de l'état de santé de vos aïeux paternels ou maternels?

— Absolument rien.

— Votre profession ou vos occupations?

— Je fais valoir mes terres. Je suis ce que nous appelons un fermier gentilhomme. Je passe l'hiver dans mes terres à m'occuper des fermages, à visiter les voisins, à chasser toute espèce de gibier, surtout le renard. En un mot, je mène une vie très active, très accidentée. Au mois de mars, je rentre à Londres, où je passe une partie de la saison, et de là je vais à quelque bain de mer ou à une station thermale.

— Veuillez maintenant me dire quels sont les maladies ou accidents que vous avez éprouvés, depuis combien de temps vous êtes malade, et racontez-moi ensuite succinctement la marche de votre diabète, puisque telle est la maladie que vous avez déclarée au bureau, et que nous admettons jusqu'à plus ample informé.

Je tâchai de répondre avec le plus de précision possible aux questions que me posait le médecin résidant. Connaissant, grâce à mon ami le docteur P***, l'importance que cela avait, au point de vue de l'origine de ma maladie, je ne manquai pas de signaler ma chute de cheval à l'âge de quinze ans.

— Très bien, dit alors mon enquêteur; ainsi, nous avons dans les commémoratifs une chute héréditaire, particularité très intéressante pour la question étiologique.

Ensuite, je me crus obligé de lui parler des divers traitements que j'avais suivis jusqu'à ce jour; mais il m'arrêta tout de suite.

— Ces détails sont tout à fait inutiles pour moi; je n'ai pas à m'occuper de cette partie de votre observation; cela regarde mon collègue en thérapeutique, qui viendra à son tour faire son enquête à ce point de vue.

— Il me reste enfin, ajoutai-je, à vous dire quel est mon état actuel.

— Cela ne me regarde pas non plus; un autre de mes collègues viendra examiner l'état de vos principales fonctions, la circulation, la respiration, l'innervation, etc. Chaque partie d'une enquête sur un malade exigeant des études très approfondies, le seul moyen d'arriver à un résultat aussi favorable aux progrès de la science qu'à l'intérêt de nos clients, c'est de la faire diriger par un ensemble de spécialistes qui...

— Je comprends parfaitement, monsieur, interrompis-je — car ce jeune pédant commençait à m'agacer, — c'est le principe de la division du travail.

— Vous l'avez très bien dit, c'est le principe de la division du travail. Si, au lieu d'être dans notre Institut, vous vous trouviez en ce moment à Londres, désireux d'avoir l'avis d'une de vos sommités médicales, vous iriez trouver tout naturellement le docteur Gull ou le docteur Jenner...

— Nous en avons bien d'autres, monsieur ; nous avons George Johnson, Murchison, Pavy, Wilson Fox, Reynolds, etc., etc., que je vous cite au hasard, au milieu d'une vingtaine ou une trentaine de célébrités que je pourrais vous énumérer.

— Parfaitement ; mais ce à quoi je veux arriver, c'est que si vous alliez consulter une de ces célébrités, comme vous dites, vous obtiendriez à peine une demi-heure ou trois quarts d'heure au plus de conférence, et encore ce ne serait que d'une seule personne. Tandis que, dans notre Institut, vous êtes examiné avec le soin le plus scrupuleux par trois ou quatre médecins successivement, chacun ayant son domaine distinct et limité et de la plus grande compétence dans sa spécialité. Vous comprenez donc qu'on parvienne, en procédant de la sorte, à réunir sur un cas donné la plus grande quantité de lumière possible, à laquelle vient ensuite se joindre l'expérience consommée de notre maître à tous, le célèbre professeur von Humbug. En définitive, je crois pouvoir conclure, pour ce qui me concerne, que nous avons affaire à un diabète traumatico-hépatico-nervoso-diathésique, sous réserve des faits que révélera la suite de l'enquête, et sous réserve également de l'appréciation du directeur.

Là-dessus, le médecin me quitta en me prévenant, après avoir consulté sa montre, qu'il était trop tard pour que ses collègues pussent continuer mon examen.

Cet interrogatoire, dont je n'ai rapporté que quelques mots, avait en effet duré deux heures ; il est vrai que le médecin sténographiait toutes mes réponses, et de temps en temps me relisait ce qu'il avait écrit, absolument comme le coroner dans son enquête relit pour savoir si on persiste dans sa déposition. Bref, l'heure du dîner n'était pas loin ;

d'ailleurs, je n'étais pas fâché que l'instruction de mon cas subît un temps d'arrêt et que la suite en fût remise au lendemain, attendu que ces façons de procéder, toutes nouvelles pour moi, m'avaient un peu fatigué plus encore moralement que physiquement. Cela tenait-il à ce que je n'avais pas dormi la nuit précédente passée en chemin de fer? mais je me sentais nerveux, agacé, énervé. Enfin, j'en avais assez pour l'instant; il me semblait qu'on s'occupait beaucoup trop de moi.

Voilà bien l'inconstance des malades : la veille ou l'avant-veille, je trouvais que le docteur Iradio en agissait peut-être un peu légèrement avec moi, qu'il mettait dans sa manière de me traiter un peu trop de fantaisie ; j'étais avide de sérieux, de science positive, et maintenant il me semblait qu'on m'en accablait. Mais, je le répète, j'étais dans de mauvaises dispositions physiques pour le moment : aussi je n'attachai pas plus d'importance qu'il ne fallait à ma mauvaise humeur, et je pris la bonne résolution de montrer plus de patience, et aussi plus de suite dans les idées. Là dessus, la cloche du dîner appelant les pensionnaires, je me rendis à la salle à manger tout disposé à faire bonne contenance.

En entrant dans la salle à manger, je remarquai qu'elle était garnie de tables toutes de même grandeur et pouvant admettre chacune six personnes. Au-dessus de chaque table était accrochée une étiquette portant un nom de maladie, ce qui indiquait suffisamment que chaque catégorie de malades avait une table spéciale. Je trouvai l'idée assez ingénieuse, et moi qui à Londres avait tant de fois constaté l'impossibilité de suivre sérieusement un régime particulier, je vis avec satisfaction qu'on devait avoir enfin résolu ce problème à l'Institut polyclinique. Je me trouvai en effet à table avec cinq diabétiques de nationalités assez diverses, car il y avait deux Allemands, un Autrichien, un Russe, un Américain, et enfin un Anglais représenté par moi.

La précision méticuleuse, qui était un des caractères de l'établissement, se traduisait dans tous les détails. On tenait évidemment à se rendre compte non-seulement de toutes les fonctions, mais même de détails que j'aurais cru tout à fait sans importance : ainsi je constatai qu'on trouvait moyen de savoir ce que chacun consommait, et cela de la façon suivante. Chaque pensionnaire, correspondant à un numéro d'ordre, avait une bouteille et une carafe à lui, l'une et l'autre graduées. Quant à la nourriture solide, comme on ne pouvait servir à la portion comme dans un restaurant à prix fixe, on tenait note de ce qui était consommé par chaque table, et comme rien ne sortait de la cuisine sans être pesé et porté au crédit de chaque table, cette quantité divisée par six était considérée comme la moyenne de chaque malade. On avait soin d'ailleurs, paraît-il — car je n'ai pas eu le temps de m'en assurer, — de tenir compte de la moyenne habituelle du déjeuner pour corriger au besoin ce que la moyenne individuelle pouvait avoir de légèrement erroné pour le dîner. Pour le déjeuner, le calcul de la nourriture consommée était bien plus simple, car ce repas se prenait *privatim*, pour me servir de leur expression. On n'avait, en effet, qu'à tenir note de ce qu'on apportait à chacun de nous dans sa chambre, et en défalquer ce qui n'était pas consommé.

Quant à la qualité de la nourriture, je n'ai pas besoin de dire qu'elle était, ou me parut être, adaptée aux exigences de chaque catégorie de malades. Sur ma table, en effet, je ne vis figurer ni pain blanc ordinaire, ni pommes de terre ou autres féculents, ni fruits doux, etc. L'Américain m'assura même que nos aliments et nos boissons étaient analysés tous les jours par un des nombreux chimistes attachés à l'établissement, de manière à ce qu'on pût tenir compte, dans le relevé des observations, de la petite quantité de sucre inséparable de certaines substances, telles que la viande, le vin et autres. Etait-ce bien exact, ou bien avait-on eu seulement le talent de le faire croire, c'est ce que je n'ai pas eu l'occasion de vérifier.

Au premier abord, je ne trouvai en moi-même que des éloges pour cette façon de résoudre la question alimentaire dans un Institut de ce genre, et je convins qu'ainsi comprise et pratiquée, elle devait être d'une aide précieuse pour le traitement, dont on pouvait dès lors augurer très favorablement. Comparée surtout aux vagues préceptes du docteur Iradio, je sentais toute la différence qu'il y avait entre la méthode scientifique et le laisser-aller de mon fantasque ami de Trieste. Néanmoins, cette précision outrée me parut exercer, à table, une influence réfrigérante générale : tout le monde avait l'air de s'alimenter, mais non de prendre un repas ; point d'entrain, point d'animation, on semblait remplir un devoir, on avait l'instinct qu'on suivait une médication. J'ai idée que l'appétit devait se ressentir de cette espèce de contrainte morale qui planait dans l'air plutôt qu'elle n'existait réellement. Pour ma part, je me rappelle que j'avais un tout autre entrain et un appétit bien plus vaillant à Paris, quoique je fusse tout seul, quand je prenais mes repas formulés par cet excellent docteur ***.

Après le dîner, je songeai à faire un peu connaissance avec la petite ville de Artzburg-sur-l'Ammer ; mais auparavant, j'allai passer quelques instants au salon pour jeter un coup d'œil sur les feuilles du jour, et je ne tardai pas à être pris d'une telle envie de dormir ; que, malgré ma répugnance pour une retraite aussi précipitée, je me décidai à regagner ma chambre et à me coucher.

Je passai de nouveau en revue tous les détails de ma chambre : je trouvai sur ma table une carafe graduée, avec un petit flacon de kirsch et un autre de glycérine — cette dernière, je supposai, pour remplacer le sucre, — les deux flacons également gradués. Mon vase de nuit, encore gradué, et même par 20 grammes. Enfin des water-closets étaient attenant à ma chambre, dont ils complétaient l'installation, et ils étaient munis d'un appareil enregistreur à bascule indiquant le poids des matières solides qui tombaient sur la cuvette.

Je ne pus m'empêcher d'admirer la précision mathématique qui entourait et réglait l'existence des malades, et grâce à laquelle le médecin était ponctuellement au courant des moindres faits et gestes de chaque pensionnaire. Mon imagination en fut même quelque peu frappée et je me demandai qu'est-ce qu'on pouvait avoir encore à graduer ou à enregistrer. Mais je n'étais pas au bout de mes étonnements.

Je commençais à me déshabiller quand on frappa à la porte et un domestique se présenta, me demandant si j'avais tout ce qu'il me fallait et si je n'avais besoin de rien. Sur ma réponse négative, il remonta le cadran d'un compteur que je n'avais pas remarqué et qui était près de ma porte, et il m'apprit que c'était mon gazomètre à air. Ainsi, à partir de ce moment jusqu'au lendemain matin, mon compteur allait fonctionner et indiquerait la quantité d'air que j'aurai consommé durant la nuit, d'où l'on pourrait calculer la quantité consommée en vingt-quatre heures, en tenant compte de la différence dans l'activité de la respiration pendant le jour et pendant la nuit.

Je m'endormis avec l'idée que je ne pouvais pas respirer un peu plus ou un peu moins fort, sans que mon compteur traduisît fidèlement ces variations, et je continuai à trouver qu'on poussait peut-être un peu trop loin la précision et l'exactitude dans les renseignements fournis par les malades. J'étais évidemment inconséquent avec moi-même, mais enfin voilà ce que j'éprouvais.

Mon sommeil fut lourd et accidenté de cauchemars plus bizarres les uns que les autres. Je rêvai que j'étais devant une table chargée des mets les plus succulents et les plus variés et qui me tentaient tous également. Chaque fois que j'étendais la main pour en prendre un, un monsieur à lunettes, ressemblant extraordinairement au médecin résidant qui m'avait fait subir mon premier interrogatoire, m'arrêtait la main en me disant : « Oh ! pas si vite, monseigneur, attendez que j'aie constaté à quel degré vous en avez envie. » Puis, ses traits changeaient peu à peu, et je finissais par trouver qu'il ressemblait à Sancho-Pança. Et je me disais : « Ah ça, voyons, est-ce une hallucination, tous ces mets sont-ils purement imaginaires ? Est-ce que je rêve, ou bien suis-je fou ? » Plus tard, je rêvai qu'on me chargeait de liens et de fers, on me mettait les menottes et on m'emprisonnait la poitrine dans une espèce de cuirasse qui gênait considérablement ma respiration ; et je me demandais quel crime j'avais donc commis pour qu'on m'eût appliqué ces moyens énergiques de contention.

Je ne m'éveillai guère que vers l'heure du déjeuner ; il est vrai que j'avais eu une nuit à rattraper. Je poussai un bouton électrique et le domestique, avant même de me demander ce que je désirais, commença par examiner le compteur et par inscrire la quantité consommée sur le livret du numéro 14, car depuis mon entrée à l'Institut je n'étais plus sir Archibald Heartstone, mais tout simplement le numéro 14 ; puis il m'apprit qu'un des médecins résidants était venu frapper à ma porte pour continuer l'examen commencé la veille. Je dormais si profondément, que je n'avais pas répondu et je n'avais même pas entendu entr'ouvrir la porte de ma chambre. Il devait d'ailleurs repasser dans l'après-midi.

Après le déjeuner, que je pris dans ma chambre, on m'apporta mon courrier : il y avait plusieurs journaux, des revues, des lettres, une entre autres de sir Edouard Aveling et une autre, fort longue, de mon intendant. Je gardai cette dernière, comme étant la plus sérieuse, pour la fin. Pendant que j'étais en train de parcourir mes imprimés, parut le médecin résidant qui s'était déjà présenté le matin.

— Voulez-vous me permettre, monsieur, de procéder à l'examen dont le professeur directeur m'a chargé pour la partie qui me concerne spécialement et qui est l'analyse des symptômes?

— Très volontiers, monsieur, je suis tout à votre disposition ; seulement, au lieu de vous faire part de tout ce que j'éprouve, j'aime mieux que vous me posiez des questions, car je craindrais de m'égarer ou d'exposer sans beaucoup d'ordre les symptômes que je ressens.

— Soyez tranquille, monsieur ; je n'ai pas un interrogatoire bien compliqué à vous faire subir ; c'est plutôt une série de constatations que je vais faire, plutôt qu'un véritable interrogatoire.

Et, sans autre préambule, il me fit étaler sur mon lit.

Alors il fit mouvoir une manivelle à cric dissimulée par la literie : je me trouvai instantanément soulevé sur une espèce de cadre de sangle, complètement isolé de ma couche. En même temps l'aiguille d'un cadran que je n'avais pas remarqué, marquait à 10 grammes près le poids de mon corps. Immédiatement après, le médecin me dit qu'il allait procéder à l'examen purement physique des organes les plus importants, ce qui était, d'après lui, le meilleur moyen d'apprécier exactement les symptômes. Il me fit comprendre que ce genre d'examen se pratiquant uniquement à l'aide d'appareils qui traduisaient eux-mêmes les résultats constatés, sans que le médecin eût, en quelque sorte, à intervenir, peu importait qu'il fût fait par le médecin en personne ou par ses aides puisqu'il n'y avait qu'à prendre connaissance des données fournies et enregistrées par ces appareils, quitte ensuite à les interpréter et à en tirer le meilleur parti possible pour le diagnostic et le traitement...

Et là-dessus il me prit le poignet, comme pour me tâter le pouls.

— Oh! je ne crois pas avoir la fièvre, lui dis-je.

Mais, au lieu de me tâter le pouls, il m'appliquait sur le poignet un appareil, en me disant :

— Aujourd'hui, nous ne tâtons plus le pouls, et vous allez en comprendre la raison. La sensation éprouvée par le doigt du praticien peut être tellement influencée par les mille dispositions particulières auxquelles est assujetti l'observateur (finesse de perception, degré d'habitude, d'attention, état moral, etc., etc.), qu'il y a tout intérêt à charger de cette constatation délicate un instrument inconscient qu'il suffit de bien appliquer pour en obtenir toujours un renseignement absolument précis, indiscutable. Si tous les expérimentateurs pouvaient s'affranchir des nombreuses causes d'erreurs subjectives, la médecine scientifique aurait fait un pas immense. C'est ce qui a engagé les médecins vraiment dignes du nom de savant à étendre le plus possible les applications de la physique et de la chimie à la médecine.

Je ne comprenais pas bien exactement tout ce que me disait ce médecin, mais je devinais à peu près le sens de ce qu'il essayait de me faire comprendre. Tout en continuant à m'exposer les nouvelles méthodes d'observation médicale, le médecin chargé de photographier mes symptômes surveillait l'espèce de menottes qu'il m'avait appliquées et dont il ne m'embarrassa pas longtemps d'ailleurs. Mais ce fut pour passer à autre chose.

Après le pouls, ce fut le tour du cœur. Jusque-là, j'avais montré la plus grande patience, car, en réalité, l'expérience faite sur les poignets ne m'avait incommodé en rien. Ici ce fut tout autre chose : ce n'est pas que la petite mécanique fût bien gênante ; je crois plutôt que c'était un effet purement nerveux. Ce qu'il y a de certain, c'est qu'aussitôt que l'appareil fut appliqué sur la région du cœur, je fus pris de palpitations, d'étouffements, si bien que le médecin me demanda si j'étais sujet aux battements de cœur. Je lui répondis que je n'en éprouvais que bien rarement et que je n'avais pas souvenir d'en avoir eu jamais d'aussi forts qu'en ce moment. Il me fit l'effet de n'en pas croire un seul mot et continua ses investigations comme si rien n'était.

Tout en me laissant son appareil sur le cœur, il m'en appliqua un autre au cou et naturellement ma gêne et mon oppression ne firent que s'accroître.

— Nous allons passer maintenant, me dit mon savant inquisiteur, à l'examen de la respiration. Nous savons déjà quelle est votre consommation d'air par vingt-quatre heures, mais il me reste une foule de questions de détail à éclaircir sur cette fonction.

Là-dessus, il m'appliqua un appareil qui avait l'apparence d'une ceinture, mais qui s'adaptait beaucoup plus haut et qui était muni d'un cadran indiquant l'amplitude des mouvements respiratoires, leur rhythme, que sais-je encore!

— Mais, dites-moi, docteur, ma maladie est-elle donc si difficile à reconnaître que tous ces appareils soient indispensables?

— Votre maladie, monsieur, est très facile à reconnaître; mais l'étudier est autre chose. Ici, nous approfondissons le plus possible le problème de la maladie, quelle qu'elle soit, et nous poussons l'analyse le plus loin qu'il est permis de le faire à l'aide des moyens perfectionnés, quoique bien imparfaits encore, que nous possédons et que nous perfectionnons tous les jours.

— Cependant, docteur, on ne m'a jamais examiné avec une pareille minutie.

— Ce que vous me dites n'est pas à l'éloge des médecins qui vous ont soigné avant nous.

— Il y a pourtant dans le nombre, car je vous

dirai que j'en ai déjà vu au moins une demi-douzaine, des gens fort distingués.

— Alors, monsieur, ces médecins n'ont pas pris leur tâche au sérieux, probablement faute de temps puisque c'étaient des gens fort distingués.

Ce jeune savant agissait et parlait d'un air sec, froid et passablement pédant : il avait peut-être raison, et c'était moi sans doute qui avais tort d'être agacé et ennuyé par tous ces détails ; mais je commençais à trouver cette enquête terriblement longue et énervante. Pour un rien, j'aurais envoyé promener le médecin résidant et tous ses appareils avec lui. Je me contins cependant et réussis à ne rien laisser paraître de ma mauvaise humeur.

Quand il m'eut bien ausculté et percuté avec toutes ses petites machines perfectionnées, je croyais en avoir fini avec lui, mais pas du tout. Il tint à constater jusqu'à quelle distance j'entendais le tic-tac d'une montre, quel degré d'acuité avait ma vue, s'il ne me manquait pas le sens de quelque couleur, etc., etc. Puis il me fit mettre les bras en croix, marcher pieds nus, siffler, souffler, rester debout les yeux fermés, etc., etc., car j'en oublie pas mal. Cette fois je crus bien que c'était fini... Le médecin cherchait simplement d'autres engins :

je n'avais donc rien de mieux à faire qu'à me résigner.

Il me promena alors les pointes d'une espèce de compas sur plusieurs parties du corps, enfonçant assez les pointes parfois pour me faire mal. Une fois même il enfonça assez pour faire sortir quelques gouttes de sang, à la vue desquelles je fus sur le point de me fâcher très sérieusement. Mais le médecin, sans perdre de son assurance, s'empressa de me dire :

— Voilà, monsieur, une exploration qui a été un peu indiscrète ; il est vrai qu'elle nous servira à deux fins : j'aurais été obligé de vous faire tantôt une piqûre avec une aiguille pour avoir une ou deux gouttes de sang, car il nous fallait de toute nécessité nous procurer de ce liquide pour en faire l'analyse physique et chimique ; voilà donc l'opération faite.

L'air aimable et presque plaisant que ce médecin avait pris pour me dire cela, me le rendait tout à fait insupportable, et j'allais me décider à me débarrasser de lui n'importe de quelle façon ; mais comme je tenais à aller jusqu'aux dernières limites de ma patience, je trouvai encore moyen de lui répondre que tout était alors pour le mieux.

Profitant de mon apparente bonne humeur, le médecin laissa là ses compas, et faisant marcher une pile électrique adaptée à un autre appareil extrêmement compliqué que je n'avais pas encore aperçu, il me dit qu'il allait enfin procéder à un examen très intéressant, mais très délicat, à savoir le degré de rapidité de transmission de ma volonté.

— Pardon, monsieur le docteur, interrompis-je brusquement ; c'est, en effet, une question fort intéressante, mais je commence à être sérieusement fatigué ; cet examen si long et si minutieux m'a mis dans un état qui me rendrait impossible la continuation d'une pareille séance.

— Mais, monsieur, ce qui me reste à faire de la part d'enquête dont je suis chargé est aussi court qu'important.

— Eh bien, je vous serai très obligé de le remettre à demain. J'espère que cette lacune n'empêchera pas le directeur de me mettre en traitement dès demain.

— Je l'espère, monsieur ; mais sur ce point je n'ai aucune autorité.

Quand je fus débarrassé de l'homme aux petites machines, je fus tenté d'aller prendre un peu l'air pour respirer librement, me remuer sans entraves, me sentir vivre enfin autrement que sous l'œil inquisiteur de la science. Je me rappelai malheureusement — ou plutôt fort heureusement, car j'y étais très intéressé — que j'avais une longue lettre de mon intendant à lire et à méditer. Il y était en effet question de nombreuses affaires dont quelques-unes fort urgentes, sur lesquelles j'avais à me prononcer sans délai. Pendant que j'étais en train de faire des calculs relatifs à des baux de fermages en instance de renouvellement, on frappa à ma porte, et un troisième médecin résidant vint me demander si je voulais bien lui donner des renseignements sur les traitements que j'avais suivis. On comprendra aisément que ce troisième enquêteur tombait assez mal. Je fis néanmoins meilleure contenance que je ne craignais.

— Ce que j'aurais à vous raconter sur ce sujet, docteur, serait si long qu'il m'est impossible de l'entreprendre en ce moment.

— Le directeur ne peut cependant vous indiquer quel est le meilleur traitement qui vous convient s'il n'est d'avance au courant de ce que vous avez déjà fait. Vous n'êtes pas venu, je suppose, de Londres jusqu'à Artzburg-sur-l'Ammer...

— En passant par Vichy, Karlsbad et Trieste...

— Pour recommencer l'essai de médicaments ou de médications qui ne vous auraient pas réussi.

— Sans doute, docteur ; je suis venu ici attiré par la grande renommée de l'Institut et dans la conviction qu'on saura ici me trouver un traitement meilleur que tous les précédents.

— Eh bien, monsieur, il nous est absolument indispensable de connaître ce que vous avez déjà fait jusqu'à présent...

— Et comme il m'est absolument impossible pour le moment de vous satisfaire, attendu que j'ai à régler des affaires tout à fait urgentes, je vous rédigerai une petite note sur ce que vous me demandez, avant ou immédiatement après le dîner, et j'y joindrai les ordonnances que j'ai conservées étiquetées par ordre chronologique.

Le ton dont j'accentuais ces paroles était si décidé, que le docteur comprit bien qu'il n'y avait pas à insister. Il tint néanmoins à faire une retraite honorable.

— Je regrette, monsieur, que vous n'ayez pas quelques minutes à m'accorder, car la façon dont j'aurais procédé à votre interrogatoire, aurait eu pour résultat une sérieuse économie de temps. Je vous recommanderai alors seulement de rédiger cette note avec beaucoup de soin, car, ainsi que je vous l'ai fait comprendre tout à l'heure, la bonne direction de votre traitement en dépend.

— Croyez bien, docteur, que je n'omettrai rien de ce que je croirai susceptible d'intéresser le professeur.

Sur ce, j'inclinai la tête et me remis à mes comptes. J'arrivai assez vite à donner une solution aux affaires les plus pressées et je pus faire partir ma réponse à l'intendant par retour du courrier. J'allais me mettre à rédiger la note sur mes traitements antérieurs, lorsque la cloche du dîner m'avertit qu'il fallait encore différer l'accomplissement de cette nouvelle corvée. Je me rendis donc à ma table — section des diabétiques — d'assez mauvaise humeur. J'y retrouvai mes partenaires de la veille, avec le même entrain de condamnés, ayant toujours l'air de vaquer à un besoin bien plutôt que de prendre un plaisir. La veille, je les étudiais avec quelque intérêt ; aujourd'hui, ils me laissaient si parfaitement indifférent, que je n'échangeai avec eux que les banalités obligées de la politesse la plus élémentaire. De vagues idées de révolte, une sourde colère commençaient déjà à m'agiter ; mais je ne voulais pas me l'avouer, ou bien j'espérais les étouffer.

Je montai chez moi immédiatement après le dîner pour expédier la note que j'avais promise pour le directeur ; mais, au lieu d'une rédaction méthodique, je me contentai d'une simple nomenclature que mes souvenirs très fidèles me permirent d'ailleurs de faire très complète. J'y joignis un certain nombre d'ordonnances classées par date, je remis le tout, sous enveloppe, au bureau, à l'adresse du directeur, et j'allai enfin respirer un peu plus librement sur la promenade de peupliers qui longe l'Ammer.

Là, bien certain que je ne serais pas poursuivi par quelque médecin résidant, je donnai libre cours à mes pensées.

Je me demandai jusqu'à quel point j'avais bien fait de quitter Trieste si gaie, si animée, pour venir dans cette espèce de nécropole consacrée à la science. A en juger par les premières vingt-quatre heures, l'existence ne promettait pas d'être bien riante dans cet Institut, avec des enquêtes qui n'en finissaient pas, des repas où régnait la plus complète froideur, une ville très heureusement située, sans doute, mais d'un calme et d'une monotonie insupportables, et où la vie semblait graduée comme l'eau, comme l'air, comme le vase de nuit! où l'ennui, enfin, était la seule chose qui ne fût pas graduée!...

Je me dis cependant que je n'étais pas venu à Artzburg pour m'amuser, mais pour me guérir. Alors je réfléchis à ce qu'on m'avait fait depuis mon entrée dans cet établissement : je revis par la pensée tous ces appareils de précision et, pensant à la gêne qu'ils m'avaient infligée, je me demandai si les résultats qu'ils avaient fournis pouvaient avoir une valeur bien sérieuse. Qu'avait pour but le médecin qui m'examinait avec un soin si méticuleux? Constater de la façon la plus mathématique possible l'état et le fonctionnement de mes organes ; il voulait photographier, en quelque sorte, ma vie végétative et ma vie de relation. Or, il était arrivé avec lui précisément ce qui arrive presque toujours chez le photographe : ce dernier vous fixe à une tige de fer, vous emprisonne le crâne dans un demi-cercle de fer, vous force à garder une position qui n'est nullement dans vos habitudes, enfin vous impose une tournure si peu naturelle, que vous en êtes tout ahuri, et qu'au lieu d'une figure simple, vraie et vivante, le photographe vous donne un air dur, forcé ou guindé, souvent hagard, quelquefois niais. C'est une traduction traîtresse. La contrainte et la gêne que j'avais ressenties pendant l'application de ces appareils avaient certainement dû paralyser la spontanéité de mouvement de mes organes, aussi bien qu'ils avaient désagréablement affecté mon moral, et ils n'avaient par conséquent pu que traduire ou reproduire un état anormal.

Tout en me faisant ces réflexions, je me reprenais à douter de l'efficacité de ce système, dont je tenais cependant à faire l'essai ; je regrettais de m'être engagé dans cette voie où je craignais de n'éprouver que des déceptions. Pour échapper à ce courant d'idées, j'entrai dans une brasserie que je trouvai à peu près exclusivement peuplée d'étudiants et où ma présence parut jeter un froid instantané. J'étais évidemment considéré comme un intrus et le point de mire de toute la réunion. Je ne voulus pas jouer plus longtemps le rôle de trouble-fête, et me décidai à reprendre ma promenade et le cours de mes réflexions.

Quand je rentrai chez moi, vers dix heures, j'avais les nerfs singulièrement agacés par le souvenir de tous ces enregistrements, ces mensurations, ces interrogatoires : cet établissement où je ne pouvais faire un pas — car on m'avait naturellement muni d'un podomètre — boire une gorgée d'eau, pousser même un soupir, oui, pas même pousser un soupir qui ne fût contrôlé et enregistré à l'actif ou au passif du numéro 14, me fit l'effet d'une prison. Ma mauvaise humeur, me disais-je, va-t-elle aussi être enregistrée? Edgard Poë pourrait en faire le sujet d'un conte fantastico-scientifique, *le Symptôme révélateur*... Eh bien, qu'elle aille grossir mon dossier ! Ma mauvaise humeur? Au fait, pourquoi ne l'enregistreraient-ils pas?

A ce moment, je me sentis de plus en plus envahi par le doute, un doute d'autant plus pénible que j'avais eu une foi absolue dans ce genre de médecine qui me paraissait seul logique, seul digne de confiance. Je me dis tout à coup : « Et si tout cela n'était que de la fantasmagorie? Si cette prétendue précision, ce grand déploiement de mécaniques n'était fait que pour amuser le malade, frapper son imagination, le faire croire à une science plus apparente que réelle; en un mot, pour lui en imposer?... Un moment j'eus l'idée de me sauver et d'envoyer à tous les diables ces mécaniciens... Heureusement, ce débordement de paroles me soulagea pour l'instant et je parvins à me calmer : je me dis que, puisque j'avais voulu tenter une expérience de plus, il fallait la poursuivre jusqu'au bout, qu'en somme je n'étais pas très compétent dans tout cela et que peut-être il sortirait de cet essai un résultat inattendu : je me disais cela en quelque sorte du bout des lèvres et sans grande conviction. Néanmoins, je m'armai encore une fois de patience et me résignai à me prêter jusqu'à la fin à leurs recherches expérimentales, à leur enquête qui ne pouvait d'ailleurs tarder à être terminée. Qu'est-ce qu'ils pourraient, en effet, avoir encore à enregistrer, avant que je m'endorme? Puis je récapitulai mentalement toutes mes sensations, je passai en revue toutes mes fonctions ; rien n'y manquait, tout avait été noté...

Tout?... Il ne leur manque plus que de m'envoyer maintenant quelque aimable — appelons-la, en faveur de l'endroit — prêtresse d'Esculape, pour contrôler le degré d'énergie virile que m'a laissé la maladie. Mais j'étais bien décidé d'avance à m'épargner l'humiliation que m'aurait peut-être infligée ce dynamomètre d'un nouveau genre. Heureusement, rien ne vint justifier mes craintes. Il y eut là une lacune grave dans leur enquête. Je m'endormis néanmoins dans l'attente de la prêtresse imaginaire ; mais je n'en rêvai point.

Mon sommeil fut plus paisible que celui de la nuit précédente; pas de cauchemar, à peine quelques songes. Il me sembla, en effet, voir le docteur Iradio entouré d'une auréole, comme au dernier acte d'une féerie, au tableau de l'apothéose; puis, ses traits s'effacèrent peu à peu et à sa place m'apparurent successivement, toujours avec la même auréole, le docteur P..., de Londres; le docteur ***, de Paris, et les autres que j'avais connus.

Je fus réveillé par un des médecins résidants, encore un nouveau, car la veille je dormais si bien à pareille heure, que je ne l'avais pas entendu entrer. Celui-là était chargé des analyses chimiques. Je l'entendis vaguement opérer sur la table de nuit, car j'étais encore à moitié endormi, et, en me quittant au bout de quelques instants, il me dit qu'il allait remettre ces derniers renseignements au professeur. Mon dossier entier avait été rédigé dans la soirée, et le directeur n'attendait plus que cette constatation pour faire sa visite.

En effet, au bout d'environ un quart d'heure, je vis enfin entrer dans ma chambre le célèbre professeur-directeur, Von Humbug, en personne. Je dois avouer que, au physique, il ne répondit pas à l'idée que je m'en faisais, je ne sais trop pourquoi. A part les inévitables lunettes et une calvitie non moins inévitable, le reste des détails était l'opposé de ce que je m'attendais à voir. Au lieu d'une figure un peu ascétique montée sur un torse long et amaigri, je vis une face rubiconde, épanouie, mais s'efforçant d'être sérieuse, et ayant l'air de sortir d'un tonneau ; en un mot, un vrai Fallstaff de presbytère. Il était escorté de trois médecins résidants, d'un privat-docent et de deux élèves, tous d'une gravité exemplaire, tous également, sauf un, armés de lunettes.

Après un salut général, très froid, le professeur donna la parole à un des médecins résidants, qui lut lentement l'observation — je pourrais presque dire le réquisitoire — du numéro 14. Aussitôt la lecture terminée et sans autre interrogatoire ni examen, le célèbre Von Humbug me déclara que j'étais diabétique et formula en latin un traitement dont prit note un des médecins et dont je ne pus retenir que le mot de *theriacum*. Là-dessus, il me fit un autre salut non moins grave que le premier, et il quitta ma chambre suivi de ses acolytes. La visite avait duré juste neuf minutes... Il est vrai que l'instruction de mon affaire avait duré près de quarante-huit heures.

Je renonce à peindre ma stupéfaction dès que je vis la porte se refermer sur les pas du dernier de ces personnages. Je l'essayerais d'ailleurs que je n'y parviendrais pas. Ces interrogatoires multipliés et interminables, cette inquisition exercée sur tous mes organes avec des instruments de précision très compliqués, tout cela pour venir m'apprendre que le numéro 14 est diabétique ! Je ne suis pas entré dans cet établissement pour y entendre des politesses, pour y trouver des prévenances, de l'affabilité ; on peut évidemment faire de bonne médecine sans cela et un esprit rigoureux peut considérer ces manières comme du temps perdu. Mais ce pédantisme sec et froid, qui supprime la personnalité, la sociabilité, pour ne voir que des cas, des numéros, me mettait hors de moi. Mais ce qui surpassait tout, c'était ce traitement dont je n'avais pas saisi tous les détails, à cause de la prononciation particulière du professeur, mais où la thériaque devait jouer le rôle capital. Or, j'avais assez fait connaissance, depuis le début de ma maladie, avec la matière médicale pour savoir de quoi il s'agissait là. Ainsi donc, me dis-je, tous ces engins perfectionnés avaient été déployés pour en arriver à prescrire une substance connue depuis quinze cents ans! Toute cette précision rigoureuse aboutissait à un remède des plus complexes, dans la composition duquel entrent une trentaine de plantes! Décidément, je n'avais pas tort hier soir en me demandant si toutes ces machines, cet attirail savant, n'étaient pas un pur trompe-l'œil et ne servaient pas à masquer une insuffisance notoire... Eh bien, il ne sera pas dit que j'aurai été longtemps la dupe de ces artifices. Qu'ils continuent à cultiver tant qu'il leur plaira ce genre de médecine, s'ils le trouvent lucratif ; qu'ils continuent à perfectionner leurs petites machines et les moyens d'en éblouir leurs clients : quant à moi, je ne me prêterai pas un jour de plus à leurs expériences, que je considère comme pure mystification...

Joignant l'exemple à la parole, je m'habillai à la hâte, je fis ma valise, et sonnant un garçon :

— Vous allez me faire le plaisir de porter de suite cette valise à la gare. Voilà pour vous.

— Comment ! monsieur nous quitte déjà?

— Faites ce que je vous ai dit.

Il avait à peine quitté l'Institut que je le rejoignis.

— Quand vous rentrerez à l'établissement, dis-je au garçon, faites savoir au directeur que je suis parti parce que je m'étais trompé de maison.

Une demi-heure après, le train m'emportait dans la direction de Trieste.

CHAPITRE IX.

RETOUR A LONDRES.

— Comment! c'est vous, sir Archibald? A peine parti et déjà de retour? Qu'est-il donc arrivé? Et votre cure à l'Institut polyclinique?

— Ah! tenez, docteur, ne me parlez plus de votre Institut... Et dire que c'est vous qui m'y avez envoyé!... Comment avez-vous pu croire, vous qui me connaissez très bien, que je m'accommoderais de leurs agissements?...

— Mais enfin, que vous est-il donc arrivé?

— Je vais vous le dire; car j'éprouve le besoin de me soulager et je ne saurais mieux faire que de vous raconter tout cela.

Je rapportai alors au docteur, mais avec plus de détails, tout ce que je viens de raconter. De temps en temps, je le voyais sourire malicieusement, ce qui ne contribuait guère à me calmer.

— Voilà, docteur, toutes les misères que vous

m'avez fait endurer; car, il n'y a pas à dire, c'est vous qui avez été cause de tout cela, c'est vous qui m'avez expédié dans cette maison, qui m'avez promis que je m'en trouverais bien...

— Ah! permettez : ici je vous arrête. Je ne vous ai rien promis de semblable; je vous ai simplement indiqué l'Institut comme un essai que vous pouviez tenter, et encore ce n'est pas tout à fait ma faute; vous m'avez un peu forcé la main... Enfin, que vous dirai-je?... le moment psychologique de l'Institut était venu pour vous.

— Comment cela?

— Qu'est-ce que vous voulez! j'ai vu que mon traitement moitié physique, moitié moral, n'agissait plus; j'étais usé, j'étais fini pour vous. J'avais perdu tout mon prestige. Je vous avais abreuvé, intoxiqué de fantaisie : alors j'ai essayé du contre-poison, et je vous ai conseillé la médecine de précision. Tenez, rien que ce mot, ça me fait froid dans le dos... médecine de précision... pourquoi pas aussi « à tir rapide »? Enfin, vous avez voulu en goûter, vous vous êtes passé cette fantaisie... Vous voyez, toujours de la fantaisie... et quoique vous ayez signé d'avance votre permis d'autopsie, vous n'êtes pas mort pour cela.

— C'est vrai, docteur; mais il me semble que j'en suis encore malade : j'ai cru un moment que tous ces gens à lunettes allaient me rendre fou.

— Le fait est que, quand on se voit appliquer tous ces moyens coercitifs que vous m'avez énumérés et que je ne connais heureusement que de réputation, on peut se demander s'il n'y a pas eu erreur et si on n'a pas été pris pour un fou.

— Mais j'ai montré que je ne suis ni fou, ni tolérant à l'extrême... et me voilà, très heureux d'avoir repris le libre usage de tous mes mouvements et d'exercer toutes mes fonctions sans contrainte ni contrôle gênant.

— Très bien ! Mais maintenant, que comptez-vous faire? J'espère que nous allons pouvoir recommencer nos essais, mais cette fois avec plus de sérieux et surtout avec plus de persévérance.

— Sans doute, c'est là ce que je devrais faire ; malheureusement le temps me manque... et puis, d'ailleurs, le séjour de Trieste réveillerait des souvenirs trop agréables et que je ferai mieux d'enterrer à jamais.

— Vous y pensez donc toujours, sir Archibald?

— Votre *toujours*, docteur, ne donnerait pas une idée très favorable de la constance humaine ; car enfin, quelque longues que m'aient paru les trente-six ou quarante-huit heures passées à Artzburg, il n'y a, en somme, pas plus d'un mois que j'ai eu le plaisir de vous voir.

— Ah! permettez, il y a quiproquo : ce n'est pas moi que vous avez eu le plaisir de voir. Vous avez beau me donner le change, il est bien évident que tout le temps que vous êtes resté à Trieste, vous n'avez vu qu'une seule personne, et c'est pour cela...

— Et c'est pour cela que je me sauve. Du reste, comme je vous le disais tout à l'heure, je n'ai pas le temps de m'attarder. Puisque je suis gentilhomme fermier, il faut que j'en subisse les conséquences : je suis à la merci de mon intendant; or, il vient de m'écrire que ma présence à Learmouth serait très désirable. Ce « très désirable », sous la plume d'un intendant, c'est une invitation pressante, c'est un ordre sous la forme la plus respectueuse.

— Mais enfin, et votre santé, que va-t-elle devenir avec une existence aussi vagabonde et aussi peu favorable à tout traitement?

— D'abord, je vous dirai, docteur, qu'à Learmouth, dans mes terres, je me porte généralement assez bien, du moins depuis que je connais ma maladie et que je sais par expérience la grande influence qu'exerce le régime sur ses manifestations. Là-bas, j'ai une excellente hygiène et remarquez que je ne me prive guère; tandis qu'à Londres, ou partout ailleurs, même en me privant de bien des choses, ça ne va qu'à moitié si je ne suis pas en même temps un traitement approprié. Vous voyez que je connais mon affaire, c'est-à-dire mon ennemi.

— Vous voilà bien avancé, en vérité, si vous n'avez pas l'initiative ou l'énergie de faire ce qu'il faut pour vous débarrasser de votre ennemi. Aussi, je ne désespère pas de vous voir revenir à Trieste.

— Mais moi non plus, docteur, je ne désespère pas d'y revenir, et s'il ne faut que le bon souvenir que je garderai toujours de vous pour m'y ramener...

— Laissez donc, sir Archibald; vous ne dites pas le fond de votre pensée. Êtes-vous bien sûr que, si vous revenez un jour ici, ce sera uniquement pour essayer encore de l'aérothérapie ou de la métallothérapie ?

— Ce qu'il y a de sûr, c'est que je commence par rentrer en Angleterre, et que je serais bien embarrassé de dire ce que je ferai ensuite. Les circonstances et mon directeur médical en décideront.

Deux jours plus tard, je traversai toute l'Allemagne et j'allai m'embarquer à Ostende pour Londres.

Je ne restai pas plus de quelques heures dans cette dernière ville, juste le temps de ne pas rencontrer chez lui le docteur P..., à qui je n'aurais pas été fâché de rendre compte de mon voyage médical. Je laissai ma carte en ajoutant, au crayon, avec mes compliments, que je repasserais dans quatre ou cinq mois.

Mon arrivée à Learmouth fut un véritable évènement : peu s'en fallut qu'on n'en fît un jour de fête officielle. Pendant les quinze premiers jours, ce fut un défilé presque continuel de visites. C'est à peine si j'avais quelques instants pour m'occuper de mes affaires. Puis, ce furent les invitations à droite et à gauche, à ne plus savoir auquel entendre. Peu à peu cependant, cette effusion exubérante se calma et je pus enfin reprendre le cours de ma vie habituelle à pareille époque : chasses, excursions, courses à travers champs, lever dès l'aube, coucher peu après le soleil, régime de viandes rouges et noires, avec force lard et choux, et œufs, et fromages, etc. ; le tout arrosé de bière d'Écosse suffisamment faite et de vin de Bordeaux. Je savais parfaitement que mon régime n'était pas à l'abri de toute critique et, de temps en temps même, je chargeais ma conscience de quelques grosses infractions ; mais je savais aussi qu'avec l'activité continuelle dans laquelle je vivais, je n'avais pas grande conséquence à redouter.

Néanmoins, cette préoccupation incessante d'une maladie dont on ne peut plus se désintéresser complètement, ces petites précautions auxquelles on est obligé de songer, cette inquiétude qui vous assaille dès que des symptômes bien connus paraissent se réveiller, tout cela mêlait un brin d'amertume à mon existence et me faisait aspirer après le moment où je reverrais mon directeur médical de prédilection, auprès duquel je me sentais dans une grande sécurité. C'est ce qui fit que je devançai un peu l'époque habituelle de mon retour à Londres, au grand étonnement de tous les gentlemen mes voisins, qui ne comprenaient pas pourquoi je quittais Learmouth de si bonne heure.

Dans les premiers jours de février, je rentrais à Londres, parfaitement décidé cette fois à avoir un genre de vie bien régulier, de manière à pouvoir suivre un régime non pas aussi rigoureux peut-être qu'à Artzburg-sur-l'Ammer, mais tel cependant qu'avec un traitement peu énergique, mais persévérant, je devais arriver à n'avoir plus de souci de ma maladie. Du moins, c'était là l'idéal vers lequel je tendais : mener une existence à peu de chose près comme tout le monde et en m'imposant le moins de gêne possible.

Il n'y avait, naturellement, que le docteur P... qui pût m'aider à résoudre ce problème de la façon la plus satisfaisante : aussi m'empressai-je de courir chez lui dès le lendemain de ma rentrée à Londres.

J'arrivai au moment où il allait sortir pour faire ses courses auprès de ses malades.

— Enfin, je vous tiens, sir Archibald ! Savez-vous que vous êtes comme les météores : il y a quatre mois, vous apparaissez un instant chez moi, vous laissez un petit carré de bristol comme trace de votre passage, et puis, disparu ! sans compter que vous étiez déjà resté un an et demi sans faire parler de vous.

— Vous semblez oublier, docteur, que vous m'aviez formulé une ordonnance de voyage qui ne pouvait être exécutée en quelques jours.

— C'est juste : mais au moins auriez-vous pu donner plus souvent de vos nouvelles. Vous m'aviez promis, d'ailleurs, de tenir votre observation à jour, et je crains bien...

— Ne craignez rien, docteur ; j'ai tenu parole. J'aurais pu, il est vrai, vous écrire plus souvent, attendu que la matière ne manquait pas ; mais, si j'ai été paresseux comme correspondant, j'ai été un teneur de livre exact, et je vous rapporte des notes au jour le jour, où les détails techniques laisseront peut-être un peu à désirer, mais qui vous présenteront un récit fidèle de mon existence depuis mon départ de Londres pour le continent il y a bientôt deux ans.

— C'est très bien, mon cher client, et vous avez certainement rempli et même dépassé mes espérances ; mais comme je n'aurai certainement pas le temps de lire ces notes aussitôt que je le voudrais, vous allez me faire le plaisir de me raconter un peu votre voyage *grosso modo*, de façon à ce que je sois tout de suite au courant de votre situation. Cela ne m'empêchera pas d'avoir recours à votre manuscrit quand j'aurai à compléter l'histoire de votre cas. Et comme je suppose que votre matinée est libre, montez dans ma voiture et, entre deux visites, vous me ferez part des péripéties de votre promenade hygiénique sur le continent.

. . . .

Quand j'eus fini de raconter les principaux incidents de mon voyage en France, en Italie, en Suisse et en Allemagne, le docteur, qui avait maintes fois souri pendant ma narration et l'avait même émaillée d'interruptions parfois assez piquantes, poussa un soupir de satisfaction.

— Eh bien, en voilà une odyssée ! Vous avez

suivi mon programme, disiez-vous tantôt, mais en y intercalant des intermèdes. Ce n'est pas une critique, remarquez bien, que je vous fais là, car c'est ce qui m'a le plus intéressé ; mais enfin je constate que vous avez pris de temps en temps des chemins de traverse.

— Ce n'était pourtant pas, croyez-le bien, pour égayer la situation.

— Je le sais, sir Archibald, je le sais : du sérieux et de la conviction partout et toujours. Eh bien, après vous avoir écouté attentivement, savez-vous à quoi je pensais ?

— A quoi donc, docteur ?

— Je pensais à Don Quichotte.

— Je ne vois pas bien à quel propos.

— Mais à propos de vous sans doute. Dans toutes ces pérégrinations en Europe que vous venez de faire, vous avez été le Don Quichotte du diabète.

— J'accepte la comparaison, docteur : toutefois, je voudrais bien que mon diabète fût aussi peu réel que les ennemis du noble chevalier de la Manche.

— Etant donnée la bonne volonté imperturbable dont vous avez fourni tant de preuves, je ne doute pas que votre diabète (j'allais dire votre dada, mais ce serait prématuré) ne s'en aille un beau jour au pays des chimères et que vous ne le revoyiez plus.

Si cela vous arrivait, je vous plaindrais bien, car avouez que cette maladie si bonne enfant est devenue presque un besoin, une compagnie pour vous.

— Mais pas du tout, docteur ; je proteste absolument : débarrassez-moi donc le plus vite possible de mon dada, puisque vous l'appelez ainsi, et je vous prie de croire que je ne le regretterai point. Mais je crains bien que ce que m'a dit le médecin de Vichy ne soit exact.

— Et qu'est-ce qu'il vous a dit, mon confrère de là-bas ?

— Il m'a dit que j'aurai beau me soigner, faire tous les traitements du monde, il me restera toujours le germe de cette maladie.

— Mais il a dû vous dire aussi que ce germe ne vous empêcherait pas de vous porter aussi bien que la cathédrale de Saint-Paul.

— Il m'a également dit cela, sauf qu'il ne m'a pas parlé de la cathédrale de Saint-Paul, qu'il ne connaît probablement pas. Seulement, il a ajouté que je devais chercher à me maintenir toujours le plus près possible de ce point où la maladie n'existe plus en quelque sorte qu'à l'état de germe.

— Nous sommes parfaitement d'accord...

— Et c'est pour cela que je veux inaugurer au plus tôt un genre de vie tout nouveau, dans lequel je tâcherai de réaliser le plus exactement possible la plupart des prescriptions ou recommandations qui m'ont été faites par les médecins.

— Et quand vous y serez arrivé, vous vous trouverez parfaitement à même de rédiger le *Manuel du parfait diabétique*, et certes ce sera là employer utilement vos loisirs.

— Plaisantez tant que vous voudrez, docteur, mais cela ne m'empêchera pas de poursuivre mon idée.

— Si c'est là votre idée fixe, je m'incline. Mais alors il faut commencer par votre régime...

— Et ce n'est pas le point le plus facile. D'abord, vous savez, la vieille Margaret prétend toujours que s'il faut réellement supprimer tout ce qu'on m'interdit de manger, il n'y a pas moyen de faire de la cuisine sérieuse.

— Une idée ! Sir Archibald, j'ai en ce moment dans mon service un cuisinier de grande maison, affecté de diabète, et qui désespère de pouvoir jamais guérir parce qu'il lui faudrait une nourriture spéciale et qu'il ne pourrait trouver cette facilité que chez un maître atteint de la même maladie, coïncidence qui ne se rencontre pas tous les jours. Voulez-vous que je lui fasse des offres en votre nom ?

— Mais certainement, docteur ; faites-lui même

des offres brillantes et je vous prie de ne pas échouer dans vos négociations si vous ne voulez pas être traité de piètre ambassadeur. Quant à Margaret, vu son dévouement, et pour ménager son amour-propre, je l'élèverai à la dignité d'économe.

— Mais ce n'est pas tout que d'avoir un régime suffisamment rigoureux ; il faut encore suivre un petit traitement.

— Pas bien méchant, alors ; et même si on pouvait le supprimer complètement, et le remplacer par une saison aux eaux, tout serait pour le mieux.

— L'un n'empêche pas l'autre, et puisque vos moyens vous permettent traitement de ville et traitement de campagne, il n'y a pas à hésiter. Ainsi, c'est convenu : en attendant le moment d'aller à Vichy ou à Karlsbad...

— Vichy, tant que vous voudrez, docteur ; mais pour Karlsbad, ce sera plus difficile de m'y faire revenir, j'opposerai une résistance héroïque.

— Et pourquoi, s'il vous plaît ?

— Vous avez donc oublié les péripéties de mon séjour dans cette station ?

— Non certes, mais j'avais supposé que c'était une plaisanterie.

— Tout ce qu'il y a au contraire de plus sérieux, docteur ; je ne vous ai raconté que l'exacte vérité.

— C'était un cas un peu exceptionnel alors. C'est égal, le vieil Hœppfel a dû être bien furieux contre vous.

— Le fait est qu'il m'a un peu rudoyé.

— Mais aussi, songez donc, infliger à son Karlsbad la honte d'un insuccès !

— Vous comprenez cependant, docteur, que moi qui n'ai pas le fétichisme de Karlsbad, qui m'y suis fort ennuyé, qui pour une raison ou pour une autre, peu m'importe, n'en ai retiré aucun bien, et qui enfin ai été enchanté de Vichy sous tous les rapports, je manifeste une préférence marquée pour cette dernière station et que, à moins de nécessité absolue, je désire m'en tenir à celle-là.

— Soyez heureux, sir Archibald : je ne vois pas, quant à présent, qu'il y ait nécessité pour vous de faire un second essai de la soupe au sprudel. Ainsi, quand le moment sera venu, vous pourrez vous diriger de nouveau vers votre Vichy. Mais nous n'en sommes pas encore là. Et puisque nous avons du temps devant nous, il faudra tâcher d'y aller dans de bonnes conditions... J'ai, moi aussi, mon amour-propre à sauvegarder.

— Eh bien, docteur, à vos ordres : prescrivez et vous serez obéi.

— Il ne faudrait cependant pas vous parler d'Institut polyclinique.

— Ah ! quant à cela, docteur, je crois que vous-même, en qui j'ai pourtant une confiance absolue, ne réussiriez probablement pas à m'y faire retourner.

— Notez que je ne veux même pas essayer de vous faire revenir sur votre opinion : mais peut-être en est-il de l'Institut comme de Karlsbad... Vous n'étiez pas, sans doute, dans des conditions assez favorables.

— Pas favorables ? J'avais la foi et l'espérance, docteur : que pouvait-on demander de mieux ?

— Il y aurait beaucoup à dire là-dessus, mais c'est une question un peu trop technique : la discussion ne serait guère possible. Et puis, d'ailleurs, ce n'est pas le moment ; nous avons autre chose à faire actuellement que de nous occuper de médecine de précision.

— Vous avez raison. Pour l'instant, le plus pressé, c'est d'avoir mon cuisinier, et vous savez que je compte sur vous pour cela.

— Vous pouvez d'autant mieux compter sur moi, que je considère cette acquisition comme indispensable à votre sécurité.

— Dès lors, cuisine antidiabétique sur toute la ligne !

— C'est cela, même pour ceux de vos gens qui n'en ont pas besoin.

— Mais, au fait, je ne puis pourtant pas...

— Laissez donc : vous leur direz de ma part que ce sera excellent pour eux à titre de préservatif.

Quelques jours après cette conversation, mon confrère en maladie, master Joë, se présenta chez moi, fut agréé, entra immédiatement en fonctions et se disposa à inaugurer chez moi ce qu'il appelait pompeusement « la cuisine scientifique ».

Master Joë, pénétré de l'importance exceptionnelle de ses fonctions, était en effet rempli de bonne volonté, sans parler de son expérience et de son habileté professionnelles qui étaient incontestables. Mais s'il faisait sonner bien haut les mots de « cuisine antidiabétique », il n'en savait pas — je dois le dire — les premiers éléments. J'avais bien, moi, quelques notions, grâce à mes nombreux entretiens avec les médecins : mais ce n'étaient que des notions fondamentales, utiles tout au plus pour m'empêcher de commettre de trop graves infractions au régime, mais tout à fait insuffisantes pour diriger un cuisinier engagé spécialement pour manipuler dans des conditions rigoureusement médicales. De plus, outre ma sécurité personnelle, je songeais que j'avais maintenant charge d'âme — ou de corps — puisque ce master Joë était entré à mon service surtout parce qu'il voyait dans ma maison un refuge assuré contre les écarts de régime, parce que c'était sa santé qu'il sauvegardait ainsi.

Un moment, j'eus l'idée de prier le docteur de me dresser une liste de tous les aliments permis et de tous les aliments défendus ; mais je pensai que c'était demander à mon médecin un travail certainement long, pour lequel le temps lui ferait peut-être défaut et qui ne pouvait manquer de présenter des lacunes, à moins de prendre le Manuel de la cuisinière bourgeoise et de l'annoter. Tout cela n'était pas très praticable, et j'y renonçai tout de suite.

Tout en cherchant à me rappeler quels étaient les mets qui m'avaient été interdits par les divers médecins que j'avais eu l'occasion de voir, je pensai fort à propos aux menus que m'avait formulés pour toute une semaine mon médecin de Paris. « Voilà mon affaire, me dis-je ; et jamais consultation originale ne m'aura été aussi utile. J'ai enfin maintenant de quoi tirer d'embarras mon cuisinier, sans avoir à importuner le docteur ; et si ce régime nous réussit à tous deux aussi bien qu'il m'a réussi déjà, je serai bien fier d'avoir précieusement conservé mon ordonnance. »

Je remis donc à mon cuisinier les menus en question et je lui enjoignis de s'en tenir pendant la première semaine à la stricte exécution de ce programme culinaire, tout en lui recommandant d'étudier, pour l'avenir, les différentes combinaisons qu'il pourrait faire des mets indiqués sur ces menus, et de ne risquer, dans tous les cas, aucun plat non porté là-dessus sans en référer d'abord au docteur P... Comme il y allait de son intérêt autant que du mien, je n'eus pas de peine à obtenir que toutes mes recommandations seraient scrupuleusement suivies.

C'était une belle occasion pour moi de compléter cette cure de régime par un exercice bien régulier et un peu forcé, analogue à celui que j'avais suivi à Paris pendant huit jours; mais la vanité parla plus haut que la raison. Une fois en possession d'un chef diabétique et d'une cuisine antidiabétique, j'en parlai à toutes mes connaissances; je racontai à tous mes confrères en maladie que je rencontrai, que j'avais résolu le problème difficile d'avoir une table servie absolument suivant les exigences de la science, tout en sauvant les apparences, c'est-à-dire présentant l'abondance et la variété d'une bonne table ordinaire.

Au bout de peu de temps, ma maison avait acquis assez de renommée pour que certains journaux de *high life* s'en occupassent. D'ailleurs, nombre de hauts personnages, quelques-uns diabétiques, d'autres simplement curieux, m'avaient fait l'honneur de venir s'assurer par eux-mêmes que, même avec un régime restreint, je n'étais nullement à plaindre, et qu'il n'y paraissait rien, à voir la composition de mes menus.

Mais, un beau jour, cette renommée s'effondra subitement avec celui qui en était l'artisan.

Un jour que j'avais à dîner plusieurs membres du Parlement, le lord-maire et un membre du Conseil privé, master Joë était allé faire lui-même certains achats trop délicats pour être confiés à des subalternes. Il s'était rendu d'abord au marché de Smithfield, puis de là à Billingsgate et enfin à Leadenhall, afin de trouver exactement ce qu'il voulait. Il avait fait tout cela à pied, par un temps très lourd, et, surpris par une pluie battante, il était rentré en courant presque tout le temps, malgré le poids de ses provisions, et était enfin arrivé tout essoufflé, harassé, exténué. Quelques instants après son retour au logis, on venait me prévenir que master Joë était dans le premier office, tout à fait sans connaissance. Je m'y rendis en toute hâte, et je trouvai, en effet, mon maître d'hôtel ayant beaucoup de peine à respirer et paraissant avoir complètement perdu conscience de ce qui se passait autour de lui. Fort alarmé par ce spectacle bien inattendu, et effrayé également par un retour naturel vers moi-même, j'envoyai chercher au plus vite le docteur, qui, malgré tout l'empressement qu'il y mit, ne put venir qu'au bout de deux heures.

La situation de Joë ne semblait pas avoir empiré; mais elle ne s'était pas améliorée non plus. Le docteur ne fut pas longtemps à l'examiner :

—C'est un homme perdu, me dit-il; ce soir ou demain matin il sera mort, quoi que nous fassions. Nous allons néanmoins faire tout notre possible pour le tirer de là; mais je dois vous prévenir que c'est sans aucun espoir de succès.

Le docteur ne s'était pas trompé. Joë mourut dans la nuit.

Le lendemain matin, quand le docteur vint voir ce qui en était, il remarqua mon air anxieux, que, du reste, je n'avais pu dissimuler.

— On dirait, sir Archibald, que cette mort si subite vous a un peu ému.

— Il me semble, docteur, qu'étant donnée ma situation, tout à fait analogue à celle de mon maître d'hôtel, il y a là matière à de tristes réflexions.

— Eh bien, bannissez ces sombres pensées, et mettez-vous bien dans la tête que cet homme, qui vient d'être emporté si rapidement, ne se trouvait pas dans la même situation que vous.

— Il était pourtant diabétique comme moi.

— Sans doute; mais il avait été beaucoup plus malade que vous. Moi, qui l'ai soigné trois mois à l'hôpital, qui l'ai vu dans un état de marasme et de maigreur effrayant, je puis vous assurer qu'il ne vous ressemblait pour ainsi dire en rien. C'était une constitution usée, ruinée, sans compter qu'elle n'avait jamais été bien robuste.

— Il n'avait cependant pas mauvaise mine ces jours derniers.

— Peut-être bien; oui, il s'était un peu refait chez vous, mais c'était en somme un pauvre organisme. Et puis, voyez-vous, sir Archibald, je suis convaincu que cet homme se soignait mal.

— Ce n'est pas possible, docteur, avec toutes les facilités qu'il avait ici, facilités qu'on peut dire réellement exceptionnelles.

— Eh bien, oui, avec toutes ces facilités, et peut-être même à cause de cela, je suis convaincu que votre cuisinier s'est soigné en dépit du bon sens et qu'on ne doit attribuer sa mort qu'à sa négligence. Je ne vous impose pas mon opinion comme article de foi, ni pour vous rassurer, mais je ne crois pas me tromper en vous assurant que vous pouvez faire, quand vous voudrez, une course à Smithfield, à Billingsgate et à Leadenhall sans avoir à craindre pareil évènement à votre retour.

— Avant de tenter l'aventure, docteur, je prendrai mes informations.

Je n'eus rien de plus pressé que d'interroger successivement tous mes gens, et j'acquis ainsi la conviction que master Joë faisait continuellement de graves infractions au régime; qu'il l'avait même, dans ces derniers temps, à peu près complètement abandonné; qu'il buvait énormément d'eau et de bière légère; qu'il commettait des excès de toutes sortes; enfin, qu'il en était revenu à ne prendre aucun soin de sa santé.

Le résultat de cette enquête eut pour effet de me remettre le moral, un peu ébranlé par cet accident qui semblait me toucher de si près; de plus, il augmenta ma confiance dans le docteur et dans moi-même, c'est-à-dire dans ma manière de vivre. Malheureusement, mon bon vouloir se trouvait encore une fois paralysé, dès l'instant que j'avais perdu le directeur du département le plus important de ma maison, et ce n'était pas une lacune à pouvoir être comblée du jour au lendemain, comme j'allais en faire l'expérience.

CHAPITRE X.

LE « DIABETIC CLUB ».

Master Joë perdu pour moi, c'était la ruine de mon système hygiénique : c'en était fait de ma cuisine diabétique, si renommée à Londres et — je pourrais ajouter — dans bien d'autres lieux. C'en était fait aussi de ma réputation, car si j'ai eu l'honneur de voir assis à ma table lord Ellenborough, le premier lord de la Trésorerie, je le dois moins à mon très humble mérite comme homme du monde qu'à l'habileté de mon cuisinier ; peut-être aussi « monsieur le Premier », qui était diabétique, n'était-il pas fâché de voir par lui-même comment on pouvait concilier les exigences d'un régime en apparence si restreint avec le confort d'une table qui se respecte.

Master Joë avait le génie de la cuisine ; il avait sa pointe d'originalité ; il était diabétique et il avait — j'ai pu m'en convaincre — un attachement sérieux pour son maître. Toutes ces qualités n'étaient pas de trop pour remplir les fonctions délicates confiées à cet honnête serviteur. Je ne parle pas des honoraires, dont plus d'un clerc de Lincoln-Inn-Fields aurait été fier. Joë, du reste, sans les mépriser, ne s'en prévalait pas.

Ce n'était donc pas chose facile, on le comprendra sans peine, que de remplacer le chef des services duquel la mort venait de me priver si inopinément.

Après quelques essais malheureux, tentés avec des cuisiniers plus intéressés qu'intéressants et auxquels je m'appliquais, mais en vain, à inculquer les préceptes de l'art culinaire à l'usage des diabétiques, je vis que la seule chance possible de trouver un successeur sérieux au regretté Joë, c'était d'exiger de mon cuisinier qu'il fût, comme le précédent, diabétique et garanti tel par un certificat de médecin.

Vivement désireux de ne pas voir longtemps vacante la place importante que remplissait si bien le défunt, je priai naturellement le docteur P... de me tirer d'embarras. Comme il n'avait pas pour le moment sous la main ce qu'il me fallait, il chargea en même temps plusieurs de ses collègues de s'en occuper à l'occasion. La précaution fut excellente, car, quelques jours après, grâce à l'obligeance du docteur Edis Effingham, qui trouva dans ses salles de Westminster Hospital un cuisinier homonyme du mien, atteint de la même affection, je pus enfin donner un successeur à master Joë, et un successeur digne de lui. Ce nouveau chef, qui était très intelligent et très habile, fut tout de suite au courant de la cuisine spéciale qu'il avait à faire, et je vis que je pourrais me reposer sur lui pour tout ce qui concernait ma table. Mais ma tranquillité ne fut pas de longue durée : en effet, master Joë, deuxième du nom, qui n'avait été chef que dans de grands hôtels, ne put se contenter de ce qu'il appelait dédaigneusement *ma petite cuisine;* il ne tarda pas à avoir la nostalgie de son régiment de casseroles et de son bataillon de marmitons. Malgré que mon train de maison fût assez large, master Joë II éprouvait le besoin de faire plus grand, et un jour qu'il me présentait ses livres de comptes à vérifier, il me fit part des dispositions d'esprit dans lesquelles il se trouvait, de ses aspirations vers la grande cuisine, du regrèt qu'il éprouverait certainement de quitter un si bon maître et un régime si bien adapté à sa maladie ; mais l'ennui le gagnait, etc., etc. Bref, il me donnait son congé avec tout le respect que méritait ma générosité.

Après tous les déboires que j'avais eus pour arriver à donner à master Joë Ier un successeur aussi peu stable, j'allais renoncer à toute nouvelle investigation et me résigner à vivre comme tous mes confrères diabétiques, lorsqu'une idée lumineuse me traversa l'esprit, après toutefois avoir traversé l'Atlantique.

Je lus un jour dans le *Morning Herald*, de New-York, que le club des Hommes gras venait de fêter l'anniversaire de sa fondation par un banquet dans lequel, comme dans tous les dîners servis à ce club, on n'avait consommé que des substances destinées à faire de la graisse. Du coup, j'avais mon plan : Je fonderai, me dis-je, un club à l'usage des diabétiques, mais où, à l'inverse du club des Hommes gras, on ne consommera que des aliments incapables d'apporter à l'organisme des matériaux sucrés ; et, avec cette intuition des gens qu'éclaire subitement une idée heureuse, j'entrevis immédiatement presque tous les détails, presque tous les avantages de ce cercle. Naturellement, j'y plaçais master Joë II, qui était en quelque sorte la clef de voûte de la fondation, et dont les aspirations avaient enfin trouvé ainsi un horizon digne de lui.

Cette conception me passionna tellement que, pendant deux jours entiers, je ne m'occupai qu'à rédiger de nombreux projets de statuts de ce nouveau cercle, à la réussite duquel j'étais décidé à sacrifier, s'il le fallait, la moitié de ma fortune. Ces deux jours de travail assidu durent amener une certaine recrudescence dans ma maladie, à en juger par le bris des membres et la courbature que j'en éprouvai, en même temps que ma soif avait notablement augmenté. Mais, décidé à poursuivre d'arrache-pied l'accomplissement de mon idée, je ne m'arrêtai pas à m'assurer si ces symptômes n'étaient qu'apparents, s'ils avaient leur raison d'être : je ne m'appartenais plus, j'avais laissé de côté toute préoccupation de maladie. Pour la première fois, depuis longtemps, je me sentais vivre d'une vie presque éthérée ; je ne faisais même, pour ainsi dire, plus attention à ce qu'on me servait à table.

Comme mon projet de statuts renfermait quelques articles ayant un peu trait à la médecine et à l'hygiène, j'allai le soumettre au docteur, pour voir si je n'y avais pas, sans m'en douter, commis d'hérésie.

— Comment, me dit-il, après avoir pris connaissance des détails, c'est vous qui avez eu l'idée de constituer ce club ?

— Mais oui, docteur, c'est moi. Qu'y voyez-vous donc d'étonnant ?

— Rien assurément, mais enfin c'est une idée bizarre...

— Et qui ne pouvait venir que dans la tête de quelque diabétique, n'est-ce pas? Vous comprenez, docteur : à force de penser à une chose, il finit par vous venir des idées, qui ne sont peut-être pas toujours justes...

— Mais je ne prétends pas que vous n'ayez eu une bonne inspiration : au contraire, il me semble, en y réfléchissant, que c'est une excellente initiative que vous prenez là et qui vous fera certainement honneur.

— Honneur, c'est beaucoup dire, docteur, car enfin c'était bien simple.

— Si simple, en effet, que personne n'y avait probablement songé avant vous... Je ne vois même rien à reprendre dans votre projet, du moins à première vue : c'est très ingénieusement conçu et il semble que tout y a été prévu et pourvu. Peut-être que, quand tout cela fonctionnera, on verra des améliorations à introduire ; mais quant à présent, tout me paraît bien combiné, et comme la question d'argent n'est pour vous ni un but ni un obstacle, j'ai tout lieu de croire que le succès couronnera votre entreprise, et ce ne sera que justice, car vous aurez rendu un grand service à tous ceux de vos confrères en maladie qui se trouveront à même de profiter des avantages que vous leur offrez. En définitive, sir Archibald, vous allez me faire concurrence.

— Je ne vais pas jusque-là, docteur, car pour rien au monde, vous le savez, je ne voudrais vous porter préjudice.

— C'est pure plaisanterie : mais je vous assure qu'en somme votre club, si le plan que vous avez conçu s'exécute à la lettre, constituera un moyen de traitement aussi sérieux qu'original et qui aura, sur ce que nous autres docteurs pourrions prescrire, la supériorité de tout ce qui est nouveau, attrayant et un peu extraordinaire. Vous pourriez même inscrire sur le fronton de l'hôtel du Club les deux mots classiques : *Utile dulci*, dont la justification aurait rarement été aussi indiscutable... Mais, j'y songe, c'est votre médecin italien qui vous aura probablement inspiré cette idée lumineuse?...

— Mais pas du tout; le docteur Iradio n'est pour rien là dedans. Je n'en suis pas moins flatté que vous lui attribuiez la paternité de cette idée.

— Je m'empresse de rendre à sir Archibald ce qui lui appartient, et j'en suis d'autant plus heureux, que j'ai été d'emblée séduit par votre projet et que j'en ai trouvé le développement on ne peut mieux entendu. Si l'exécution ne rencontre pas d'obstacle sérieux, ce sera superbe, en vérité!

— Oui, docteur, ce sera réussi, vous verrez.

L'*Athenæum* et le *Carlton Club* n'ont qu'à se bien tenir.

Il faut dire que, lorsque je lançai l'affaire, j'étais presque sûr du succès.

Pour assurer au club une excellente direction administrative, ce qui était, en effet, la moitié du succès, j'avais prié mon ami sir Edouard Aveling, beaucoup plus familier que moi avec toutes ces questions matérielles, d'accepter les fonctions délicates de surintendant, bien qu'il ne fût nullement diabétique, et il avait consenti, par amitié pour moi, à assumer cette responsabilité.

Huit jours après, on lisait à la première page du *Times* le prospectus suivant, que reproduisirent tour à tour le *Daily Telegraph*, le *Morning Post*, le *Standard*, le *Daily News* et un grand nombre d'autres journaux quotidiens; puis vinrent les périodiques hebdomadaires ou de quinzaine : la *Pall Mall Gazette*, la *Westminster Review*, la *Saturday*, le *Cornhill Magazine*, la *Vanity Fair*, le *Punch*, le *Graphic*, etc., etc. On voit qu'en fait de publicité je faisais assez bien les choses.

PROJET DE STATUTS ET DE RÈGLEMENT DU DIABETIC CLUB.

Article Premier. Il est formé à Londres, Battersea Lower street, un club à l'usage et pour la plus grande utilité des diabétiques.

Art. 2. Provisoirement, et jusqu'à ce que le Club régulièrement constitué en ait décidé autrement, n'y seront admis que les diabétiques du sexe masculin.

Art. 3. Le Club est dirigé par un Bureau renouvelable tous les ans, composé d'un président, de deux vice-présidents, d'un secrétaire général, d'un trésorier, d'un surintendant chargé de la haute surveillance et du contrôle du matériel et des approvisionnements, et enfin d'un médecin auquel incombe la surveillance de l'hygiène du Club.

Art. 4. Provisoirement, et jusqu'à la constitution définitive du Club, les fonctions du bureau seront exercées par sir Archibald Heartstone, président; MM. William Robertson et Henri Lennox, esq., vice-présidents; sir Georges Harrison, secrétaire général; M. Ernest Pollock, trésorier, et sir Edouard Aveling, surintendant.

Art. 5. Le Club comprendra des membres fondateurs et des membres associés. Le nombre des membres fondateurs est fixé à cent; celui des associés est arrêté provisoirement à deux cents.

Art. 6. Les membres fondateurs auront à payer comme première cotisation la somme de 50 livres. La souscription annuelle pour tous les membres, fondateurs ou associés, est de 20 livres.

Art. 7. Les membres du Club pourront prendre leurs repas et même amener des invités à l'hôtel du Club, en prévenant la veille aux bureaux du surintendant. Un règlement ultérieur fixera les tarifs des repas.

Art. 8. Nul ne sera admis comme membre fondateur ou associé s'il n'est présenté par deux membres et agréé par les trois quarts des votants.

Art. 9. Le Club met à la disposition de ses membres :

1° Un immense jardin de 10 acres environ, divisé en cent petits jardins, avec parc et petit bois, de façon à ce que chacun puisse se livrer aisément à l'exercice de la culture ;

2° Un promenoir couvert, à l'air libre, de 1 mille de long sur 10 mètres de large, avec tous les appareils de gymnastique les mieux perfectionnés. Parallèlement au promenoir, une piste macadamisée, de même longueur, sur 5 mètres de large, sera ménagée pour les courses à pied ;

3° Trente canots, en vue de l'exercice de la rame. Chaque canot sera pourvu d'un matelot ;

4° Quatre salles d'escrime et de boxe avec cabinets de toilette et quatre salles de billard, munies chacune de quatre billards ;

5° Un établissement de bains, composé de trente cabinets de bain, avec installation hydrothérapique complète ;

6° Une salle d'inhalation d'oxygène et une autre d'air marin comprimé ;

7° Quatre vastes places disposées pour jeu de crocket avec appareils et instruments pour dix joueurs par jeu.

Art. 10. Le Bureau mettra tous ses soins à ce que les membres du Club se trouvent en tout dans les conditions les plus favorables à la guérison ou à l'amélioration de leur maladie. La cuisine, dirigée par l'ancien chef de sir Archibald Heartstone, sera l'objet d'une surveillance spéciale, et on peut être assuré qu'il n'entrera dans la composition des menus aucun article qui ne figure parmi les mets autorisés par les médecins les plus compétents. On veillera également à ce que la buvette ne soit fournie que de consommations susceptibles d'être prises impunément par des diabétiques.

Art. 10 *bis*. Les membres du Club trouveront dans l'établissement toutes facilités pour suivre assidûment tel régime exclusif qui leur aurait été prescrit, régime lacté, régime carné, etc.

ART. 11. Les jeux de hasard sont formellement interdits. Toutefois, les amateurs du whist pourront se réunir, mais seulement pendant l'heure qui précédera les repas.

ART. 12. Des conférences seront faites, une fois par semaine, par le médecin du Club sur des sujets intéressant l'hygiène des diabétiques.

ART. 13. Tous les ans, une délégation du Bureau séjournera pendant les mois de juillet et août à Brighton, et du 15 mai au 15 juillet à Vichy et à Karlsbad, à l'effet de procurer, aux malades du Club qui se rendront dans ces villes, des conditions d'installation et d'existence se rapprochant autant que possible de celles qu'ils trouvent au Club.

Durant les huit jours qui avaient précédé la publication de mon projet de statuts, j'avais employé une bonne partie de mon temps à recruter des adhésions pour mon cercle et à lui trouver une installation. La faillite du *New Running and Rowing Club* était d'ailleurs survenue fort à propos pour me tirer d'embarras et me fournir à des conditions très avantageuses un emplacement des plus heureux, et même une installation presque complète. Il n'y avait que peu de frais à faire pour adapter cette propriété à sa nouvelle destination : j'avais le parc au bord de la Tamise, la piste, les canots, les appareils de gymnastique. Je n'eus qu'à faire établir le promenoir couvert, les salles de bain et d'hydrothérapie, les salles d'inhalation et édifier deux ailes de corps de bâtiment pour avoir à peu près ce que j'avais rêvé pour le nouveau club.

Tout le temps que durèrent les travaux d'appropriation et d'organisation de mon cercle, je menai une vie d'une activité incroyable, et, comme master Joë II avait consenti à rester chez moi en attendant qu'il eût la direction culinaire du club, j'avais ainsi, en quelque sorte, sans le chercher, réalisé l'idéal de mon existence au point de vue hygiénique.

Grâce à l'impulsion énergique communiquée par moi à tous les entrepreneurs, que je ne cessais de harceler, l'installation ne prit pas, à beaucoup près, le temps qu'on avait supposé nécessaire, et je ne tardai pas à pouvoir fixer le jour de l'inauguration, pour laquelle une petite fête fut préparée.

Ce jour mémorable arriva. Dans l'après-midi devait aussi avoir lieu la nomination du Bureau définitif.

Pour que rien ne manquât à la fête, pas même la caricature, le *Punch* parut ce jour-là avec un dessin allégorique représentant une jeune femme très appétissante, en costume d'Hébé, offrant à un philosophe antique, probablement de l'école stoïcienne, une magnifique corbeille renfermant un beau plum-pudding, autour duquel se trouvaient une foule de gourmandises : de belles grappes de raisin, des figues, des fruits confits, des sucreries, etc. Voici la réponse que la légende prêtait au personnage en costume antique : « Ni l'une ni les autres ; j'ai pour tout cela un cœur de pierre » (*stone-heart, Heartstone*).

A midi précis, une députation du club se présenta chez moi et m'invita à venir procéder officiellement à l'inauguration de notre cercle.

A mon entrée dans la grande salle à manger, magnifiquement décorée, l'orchestre attaqua une marche triomphale composée pour la circonstance par Leslie et qui eut un tel succès, que tout l'auditoire la redemanda avec enthousiasme.

Dès que les applaudissements eurent cessé, je déclarai le club ouvert, et, en attendant que le lunch fût servi, nous nous dirigeâmes vers le jardin, dont tout le monde admira les heureuses dispositions. Les éloges ne tarirent pas à propos du promenoir couvert à l'air libre, à propos de la piste, du gymnase, du crocket, et ma modestie, tout le temps que dura cette promenade, fut mise à une rude épreuve.

Vers deux heures, nous reprîmes le chemin de la

salle à manger pour le lunch, et, en guise d'action de grâces, l'orchestre joua le chœur et la marche de *Judas Machabée :* « Peuple d'Israël ». Haendel eut aussi les honneurs du *bis*.

Dès que le lunch fut terminé, je pris la parole pour annoncer que le Bureau provisoire allait se retirer afin de laisser procéder à l'élection du Bureau définitif. L'orchestre attaqua la marche du *Songe*, de Mendelssohn, et tous les membres du club nous accompagnèrent cérémonieusement jusqu'à la porte de l'hôtel.

Comme tout le monde s'y attendait, le Bureau provisoire fut confirmé dans ses pouvoirs, et c'est pour fêter son installation que nous devions nous retrouver le soir tous ensemble à dîner.

Le rendez-vous était dans la salle des conférences du club.

A sept heures précises, l'huissier en chef venait annoncer que nous étions servis, et l'excellent orchestre qui avait tant animé la réunion de l'après-midi, préludait à nos agapes par un fragment de *the Light of the World*, de M. Sullivan, morceau d'un caractère grave, majestueux. Après cette concession faite à nos habitudes, et en rapport d'ailleurs avec le début de tout repas de cérémonie, l'orchestre prit une allure plus vive et nous fit entendre successivement plusieurs des meilleures compositions de Wallace, de Sterndale Bennett, de Macfaren et autres. Les honneurs de la soirée furent pour un air de danse de Macfaren, d'après un motif écossais : on le redemanda trois fois, et certes, l'engouement était justifié, car ce morceau avait un cachet d'originalité vraiment saisissant.

Mais ce ne fut pas le seul succès de la soirée : il y en eut un autre, auquel je m'intéressais davantage.

Ce dîner, en effet, qui servait de début à master Joë II dans le genre grand, étonna beaucoup l'assistance quand on sut qu'il inaugurait déjà la mise en pratique de l'hygiène alimentaire rigoureuse annoncée dans le projet de statuts et règlement. Personne ne se trouva à plaindre d'avoir à suivre un pareil régime ; et quant aux plus fins gourmets d'entre nous, ils se déclarèrent tout simplement on ne peut plus satisfaits. J'avais eu soin de faire comprendre à mon ex-cuisinier, maintenant chef suprême des cuisines du club, toute l'importance de ce premier dîner, de la réussite duquel dépendait le plus ou moins d'empressement qu'on mettrait plus tard à fréquenter la table du club ; et je dois déclarer que j'eus tout lieu d'être fier de ce début. Le succès fut aussi vif que celui de l'air populaire écossais, sauf qu'on ne put pas redemander le dîner ; mais des Romains n'auraient pas hésité une minute à recommencer, après avoir fait place nette.

Sur un signal donné par moi, le couvert fut enlevé, on apporta des verres à bordeaux, et le *claret* circula. Le moment du discours présidentiel était arrivé. Je me levai donc et pris la parole en ces termes, que je reproduis ici tels quels, d'après la sténographie qui en fut faite :

« MESSIEURS ET CHERS CONFRÈRES EN MALADIE,

« Si j'en crois la science consommée de l'éminent docteur qui a bien voulu accepter provisoirement les fonctions de médecin du club, si j'en crois l'affectueuse sollicitude de mon excellent docteur et ami, les émotions doivent figurer au nombre des choses qui nous sont interdites, entre le plum-pudding et ce que la langue latine me permet de vous nommer le *nimium veneris*. Mais j'ai si souvent, comme vous tous sans doute, messieurs, méconnu sans excuse aucune les sages conseils de mon directeur médical, que je puis bien aujourd'hui, dans une circonstance aussi solennelle qu'exceptionnelle, les oublier encore une fois. Je dois donc vous dire, messieurs, que si jamais j'ai ressenti une sincère, une profonde émotion, c'est aujourd'hui, en voyant la cordiale sympathie que vous m'avez si unanimement témoignée. (*Murmures d'approbation.*) Oui, messieurs, en m'appelant à l'honneur de vous présider, alors que tant d'autres noms plus brillants et plus honorés s'offraient à votre choix et en auraient rehaussé l'inestimable prix (*très bien! très bien!*), vous m'avez procuré la plus vive émotion de ma vie. Mais cette émotion, dût-elle m'être préjudiciable, je ne la regrette pas. (*Applaudissements.*) Je dirai plus, elle m'est chère, parce qu'elle témoigne plus éloquemment que je ne saurais le faire, des deux sentiments qui l'ont fait naître, la fierté et la reconnaissance. (*Bravo! bravo!*) Oui, messieurs, je suis fier d'avoir été choisi par vous pour diriger, avec la précieuse collaboration des honorables membres qui composent le bureau, les destinées de notre jeune club et lui imprimer l'essor vigoureux qui assurera son avenir. (*Très bien! très bien!*) Quant à la reconnaissance que je vous dois pour la distinction dont vous m'avez honoré, je ne connais qu'un moyen de vous la prouver d'une façon bien efficace, c'est de redoubler d'ardeur pour vous être utile, c'est de travailler sans cesse à améliorer notre œuvre essentiellement humanitaire. (*Bravos et applaudissements.*) Et puisque le mot *humanitaire* est venu sur mes lèvres, permettez-moi, messieurs, de porter un toast qui en sera un excellent commentaire :

« Aux diabétiques de toutes les nations ! » (*Applaudissements et hurrahs prolongés.*)

Dès que le calme se fut un peu rétabli, le surintendant se leva :

« Messieurs, vous avez pu juger, en visitant les installations, aménagements, dispositions de notre club et de ses dépendances, avec quel soin et quelle intelligence tout a été prévu et exécuté. Mieux que tout autre, je sais tous les labeurs qui ont incombé à notre sympathique président pour obtenir en si peu de temps, pour improviser presque un si magnifique résultat. (*Très bien ! très bien !*) Il n'est pas jusqu'à ce dîner, chef-d'œuvre de science culinaire et d'hygiène spéciale, qui ne soit indirectement dû à ses efforts persévérants, à son habile initiative. (*Applaudissements.*) Je ne fais d'ailleurs en ce moment que répéter tout haut ce que chacun a déjà dit tout bas. Aussi je crois traduire fidèlement les sentiments unanimes de cette réunion, en portant la santé de sir Archibald Heartstone. » (*Bravos prolongés.*)

Je me crus obligé de répondre quelques mots de

remerciements, et, en me levant dans ce but, je trouvai matière à un autre toast :

« Messieurs, je remercie mon ami sir Edouard Aveling des paroles trop gracieuses qu'il m'a adressées, et je remercie surtout l'assemblée de s'être associée, par ses bravos, au toast porté par mon honorable ami. Mais, puisque nous en sommes sur la question des toasts, permettez-moi, si toutefois ce n'est pas abuser des prérogatives du président, d'en porter encore un que vous accueillerez, je pense, favorablement :

« Je bois au pays qui produit le vin traditionnel des toasts, le champagne, dont nous devons prudemment oublier le goût, au pays qui produit cet excellent claret, un des meilleurs éléments de notre régime, au pays qui fait aux étrangers en général, et à nous en particulier, un accueil si aimable et si sympathique ! » (*Applaudissements et bravos prolongés.*)

Puis, le secrétaire général demanda la parole.

« Messieurs, l'empressement que vous avez mis à vous faire inscrire à ce cercle me prouve que vous en appréciez les avantages et que vous avez tous compris le parti immense que nous pouvons en retirer pour le bien de notre santé. Mais il ne suffit pas d'avoir cette conviction; il faut vouloir en profiter, pour nous d'abord, et puis comme exemple, pour convaincre les autres. Pour ma part, j'émettrais très volontiers le vœu que les dignitaires du club soient à l'avenir choisis parmi ceux qui auront le mieux utilisé pour leur amélioration personnelle tous les moyens hygiéniques qu'on leur offre ici et qui, par leur exemple, auront fait le plus de prosélytes. Maintenant, puisqu'il faut terminer par un toast, je vous dirai, messieurs, de boire :

« A l'amélioration de notre santé par le club et pour le club ! » (*Bravos prolongés.*)

Quand la série des toasts eut été épuisée, l'on se rendit de nouveau dans la grande salle des conférences, où des artistes du Lycæum jouèrent un à-propos fort spirituel, en un acte, dû à un des membres du club. La soirée acheva de se passer très gaiement, et nous nous séparâmes tous enchantés de cette journée d'inauguration.

Le lendemain, tous les journaux qui avaient publié le prospectus du club rendirent compte de la petite fête de la veille et pendant vingt-quatre heures le *Diabetic Club* occupa la curiosité de Londres, et qui dit Londres peut dire toute l'Angleterre. Le résultat ne tarda pas à se produire, car le chiffre des adhésions augmenta assez rapidement.

Au moment de l'ouverture du club, nous étions déjà 100 membres fondateurs et 80 membres associés, total : 180, sur lesquels 150 figuraient au dîner d'inauguration. Il faut dire qu'un certain nombre de membres, une vingtaine environ, habitaient hors de Londres.

Ce qui fit le succès rapide de notre club — car à la fin de l'année nous avions atteint le chiffre de 270 — ce furent toutes les facilités d'exercice physique de toute nature, exercice violent aussi bien qu'exercice modéré, de traitement hydrothérapique et respiratoire que l'on trouvait chez nous, et surtout la table qui devint immédiatement si courue, que ce fut l'évènement de la saison : tous les jours, des curieux, s'imaginant y trouver des choses étonnantes ou bizarres, étaient amenés par des membres du club. Aussi fit-on en peu de temps de très belles affaires, ce qui permit d'apporter d'utiles améliorations et un peu plus de confortable dans l'ameublement qu'on avait dans le début, surtout faute de temps, un peu négligé, le réduisant au strict nécessaire.

Quand le flot des curieux se fut écoulé, le succès ne fut pas moindre pour cela : il fut moins bruyant, mais de meilleur aloi. La fête de l'inauguration avait eu un grand retentissement, les dîners avaient eu une vogue assez prolongée ; les conférences hebdomadaires sur l'hygiène des diabétiques achevèrent de poser notre club en lui donnant un surcroît d'air scientifique qui lui manquait et qui lui était nécessaire pour bien établir sa réputation auprès des gens sérieux dont il importait de conquérir les suffrages si l'on voulait pouvoir compter sur un succès durable et assurer ainsi notre avenir. Ces conférences, extrêmement intéressantes et très bien présentées, furent publiées — du moins les plus saillantes — dans une des principales revues de quinzaine, ce qui amena encore une recrudescence d'adhésions.

Nous arrivâmes ainsi très rapidement à un degré de prospérité que je n'aurais jamais osé espérer. Mais, ce qui me surprit encore plus peut-être, ce fut la conséquence de tout cela pour mon ami le docteur.

— Savez-vous, me dit-il un jour, le résultat qu'a eu pour moi la fondation de votre club ?

— Il vous a, j'en ai peur, fait du tort ; c'était même inévitable : on sait en effet très bien aujourd'hui, grâce à l'enquête qui a été faite par les soins du secrétaire général, que la santé de la plupart des membres du club s'est notablement améliorée et que, chez le plus grand nombre, la maladie a subi une diminution des plus manifestes.

— D'où vous concluez fort judicieusement que le médecin qui voit le plus de cas de cette maladie n'a pas dû y trouver son compte, et je comprends que vous en soyez désolé par égard pour moi.

— Sans doute, docteur...

— Eh bien ! rassurez-vous : loin de m'avoir fait du tort, votre club a positivement servi mes intérêts.

— Pas possible, docteur !

— J'en ai des preuves certaines.

— Eh bien, alors, comment vous expliquez-vous cela ? Comment se fait-il...

— C'est bien simple. Votre club.. ..

— Dites « notre club », docteur, car enfin vous êtes un des collaborateurs.

— Eh bien, notre club a fait tant de bruit qu'il a eu forcément pour effet de vulgariser le diabète. Beaucoup de personnes qui, si notre club n'avait fait parler de lui, n'auraient peut-être jamais eu occasion d'entendre le nom de cette maladie, ont demandé un peu à tout le monde et aussi à leur médecin en quoi elle consistait.

— Mais c'est vrai, c'est cela...

— Attendez, attendez. Plusieurs ont tenu à savoir s'ils n'auraient pas cette maladie dont ils ignoraient auparavant l'existence. Certains même, atteints peut-être d'une affection chronique incurable, se sont demandé, en se voyant toujours dans le même état, si leur médecin ne se trompait pas, s'ils n'étaient pas sous le coup de cette maladie mystérieuse.

— Parfait, parfait, je m'explique...

— Ce n'est pas tout. D'autres enfin, en demandant des renseignements sur une affection pour l'extinction de laquelle on organisait un club, ont découvert fortuitement qu'ils en éprouvaient les symptômes les plus caractéristiques et se sont aussitôt décidés à se mettre en traitement. En un mot, tout cela a provoqué une éclosion — je pourrais presque dire une explosion — de diabètes vrais ou faux qui la plupart ont tenu à comparaître devant ma juridiction.

— Je comprends alors, docteur, que vous n'ayez pas à vous plaindre.

— En somme, pour quelques individus dont l'imagination a été un peu frappée et qui se sont alarmés à tort, d'autres, qui étaient dans une quiétude dangereuse, ont été bien aises de savoir à quoi s'en tenir sur leur compte, et voilà comment, tout en ayant rendu service à vos semblables, par la fondation de ce club, vous avez indirectement été très utile à votre médecin.

— Eh bien, docteur, avouez que c'est de toute justice et que je voudrais même y avoir contribué sciemment, car enfin vous avez toujours été pour moi d'un dévouement et d'un désintéressement tels...

— Ne parlez pas de cela, sir Archibald : d'ailleurs, vous voyez bien que la vertu est récompensée.

— Le vice l'est si souvent, que sa clientèle augmenterait trop si la vertu n'avait aussi parfois son tour.

— Eh bien ! si vous voulez continuer à encourager la vertu, sir Archibald, vous saurez que vous n'avez qu'à travailler de votre mieux à la prospérité du club.

— Soyez tranquille, docteur : le *Diabetic Club* est mon œuvre, ma vie, mon honneur pour ainsi dire ; par conséquent, je lui appartiens tout entier.

CONCLUSION.

Un jour, je fus surpris par mon ami sir Edouard en flagrant délit de manuscrit. Je me vis donc obligé de lui avouer que j'avais rédigé le journal de mes impressions et que, s'il le croyait de nature à pouvoir intéresser une partie du public, je serais assez disposé à le faire paraître. « Si vous avez quelque loisir, lui dis-je, prenez-en connaissance, et dites-moi bien franchement votre opinion. »

Quelques jours après, je revis sir Edouard au club.

— Eh bien, et mon journal, comment l'avez-vous trouvé? Pas très amusant, n'est-ce pas?

— Mais, au contraire, très amusant et intéressant à la fois, et, je vous le dis sans flatterie, je crois que votre livre aura un grand succès au club et même en dehors. Seulement....

— Ah! déjà un « seulement »?

— Oui, il manque à votre livre une conclusion.

— Comment l'entendez-vous?

— Tout ouvrage a une conclusion, qui varie

suivant son genre : une comédie finit par un mariage....

— Et un drame par une mort; et vous auriez voulu trouver à la fin de mon livre mon mariage ou ma mort ?

— Ce n'est pas à moi à décider cela ; mais il me faut des conclusions. Ici, une conclusion toute naturelle, ce serait de vous voir guérir, et je crois bien que tout lecteur tant soit peu intéressé se demandera si vous guérissez et de quelle façon. Je suis même persuadé que la plupart s'attendront à y trouver quelque bonne recette dont vous leur garantiriez l'efficacité et qui les dédommagerait de la dépense du livre.

— Eh bien, ceux-là, après avoir déboursé pour moi, encaisseront en échange une déception de plus ; tant pis pour eux ! Mais vous, comment me conseilleriez-vous de conclure ?

— Naturellement, il faut dire ce qui vous arrive ; par conséquent, vous n'avez pas le choix. Etes-vous guéri, oui ou non ?

— Oui et non, j'ai le choix.

— Je ne comprends pas.

— Vous allez voir. Bien que plusieurs médecins m'aient dit que je ne pourrai guérir, d'autres, en qui j'ai raison d'avoir pleine confiance, m'ont assuré que cela ne dépend que de moi.

— Alors la conclusion est toute trouvée : vous guérissez.

— Pas encore : un peu de patience. Ils m'ont donc assuré — et l'expérience que j'ai acquise personnellement me le confirme — qu'avec les trois armes défensives et offensives dont j'ai éprouvé la valeur, la chasse pendant l'automne et le commencement de l'hiver, le Diabetic-Club pendant le reste de l'hiver et le printemps, et Vichy pour l'été, je pouvais non seulement tenir ma maladie en respect, mais même l'annihiler complètement.

— Voilà donc votre conclusion toute trouvée et, de même qu'une féerie se termine par une apothéose, votre livre se fermera sur votre guérison.

— Eh bien, pas du tout ! Je ne guéris pas.

— Comment, vous ne guérissez pas ? Mais vous venez de me dire que, nouvel Archange, vous aviez les moyens de terrasser votre ennemi... Alors, je ne comprends plus.

— Sans doute, il ne tient qu'à moi de guérir...

— Eh bien, faites-le, quand ce ne serait que pour donner le bon exemple.

— J'aime mieux pas.

— Décidément, vous tenez à justifier la réputation d'excentricité qu'on nous fait partout.

— Mais non, c'est plus sérieux que vous ne croyez. Faut-il vous le dire ? Je n'ai pas le courage de me séparer de mon diabète ; il est devenu en quelque sorte un compagnon pour moi. Je lui dois, il est vrai, bien des moments d'angoisse ; mais il m'a obligé à sortir de mon trou, à voir du monde, à voyager un peu partout. Je lui dois aussi la petite notoriété que j'ai acquise : je n'étais rien, et je ne sais trop si je serais jamais devenu quelque chose ; aujourd'hui me voilà un personnage, me voilà président perpétuel du Diabetic-Club. Me voyez-vous débarrassé de mon diabète? moi, je ne me vois pas ainsi. Qu'est-ce que je deviendrais si je n'avais plus ce compagnon?... Il ne me resterait plus qu'à me faire nommer diabétique honoraire, ce qui serait d'un mauvais exemple pour mes collègues, et nous acheminerait graduellement vers l'abolition du Diabetic-Club.

— C'est un point de vue auquel je n'avais pas songé.

— Vous voyez donc que tout en laissant les autres se guérir, moi, je ne le puis pas, je ne le dois pas.

— N'importe ! C'est tout de même une conclusion, présenté de la sorte.

— Vous trouvez? Alors, *all is well that ends well*, comme dit notre grand Shakspeare.

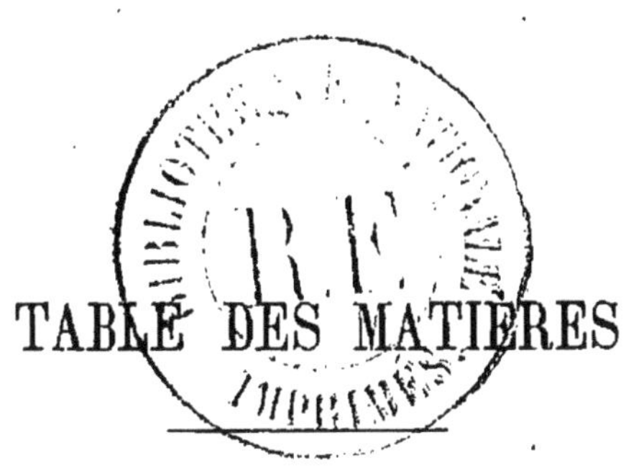

TABLE DES MATIÈRES

PARIS. — TYPOGRAPHIE A. HENNUYER, RUE D'ARCET, 7.

A LA MÊME LIBRAIRIE.

Paris. — Typographie A. Hennuyer, rue d'Arcet, 7.

www.ingramcontent.com/pod-product-compliance
Ingram Content Group UK Ltd.
Pitfield, Milton Keynes, MK11 3LW, UK
UKHW012016240726
13965UKWH00002B/409